DSM-5
儿童及青少年精神健康速查手册

DSM-5
Pocket Guide
for Child and
Adolescent Mental Health

[美] 罗伯特·希尔特（Robert J. Hilt, M.D., FAAP, FAACAP, FAPA）
[美] 亚伯拉罕·努斯鲍姆（Abraham M. Nussbaum, M.D., FAPA） ◎ 编著

徐 琪 王 丹 王 磊 ◎ 译

北京科学技术出版社

著作权合同登记号　图字：01-2016-4847

图书在版编目（CIP）数据

　　DSM-5 儿童及青少年精神健康速查手册 /（美）罗伯特·希尔特（Robert J. Hilt），（美）亚伯拉罕·努斯鲍姆（Abraham M. Nussbaum）编著；徐琪，王丹，王磊译 . — 北京：北京科学技术出版社，2023.5

　　书名原文：DSM-5 Pocket Guide for Child and Adolescent Mental Health

　　ISBN 978-7-5714-0115-3

　　Ⅰ . ① D… Ⅱ . ①罗… ②亚… ③徐… ④王… ⑤王… Ⅲ . ①儿童—精神障碍—诊疗②青少年—精神障碍—诊疗 Ⅳ . ① R749

　　中国版本图书馆 CIP 数据核字（2019）第 032550 号

责任编辑：张慧君　何晓菲	电　　话：0086-10-66135495（总编室）
责任校对：贾　荣	0086-10-66113227（发行部）
图文制作：创世禧	印　　刷：河北鑫兆源印刷有限公司
责任印制：吕　越	开　　本：880 mm×1230 mm　1/32
出 版 人：曾庆宇	字　　数：180 千字
出版发行：北京科学技术出版社	印　　张：9.25
社　　址：北京西直门南大街 16 号	版　　次：2023 年 5 月第 1 版
邮政编码：100035	印　　次：2023 年 5 月第 1 次印刷
网　　址：www.bkydw.cn	ISBN 978-7-5714-0115-3

定　　价：89.00 元

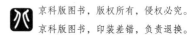

来自专家的推荐

"本书是关于儿童和青少年精神问题的评估和治疗的手册，短短300页体现了实用临床的智慧。对于儿童患者来说，本书是对DSM-5非常有用的解释和扩充，家族、发育、环境和背景因素使该人群精神问题的诊断过程极具挑战性。希尔特博士和努斯鲍姆博士的写作风格清晰、优雅，使读者能愉快地阅读此书，无论其专业背景或受培训程度如何。"

——Gregory K. Fritz（医学博士；布朗大学沃伦·阿尔珀特医学院儿童与青少年精神科教授兼主任，精神病学和人类行为系副主任；布拉德利医院学术主任；罗德岛医院/孩之宝儿童医院精神病科主任）

"本书采用一种非常实用的方法来对儿童和青少年的心理健康问题进行初步诊断和管理，这对于所有在门诊中为儿童提供护理的临床医生非常有用。使用本书的临床医生能产生相同程度的共鸣，即'我们都希望为我们关注的儿童和家庭提供帮助'。"

——Christopher Stille（医学博士，公共卫生硕士，科罗拉多大学医学院/科罗拉多州儿童医院普通小儿科教授兼科主任）

"希尔特和努斯鲍姆为儿童和青少年的心理健康访谈及DSM-5的使用撰写了一本有效的指南。结合有关治疗的便于使用的表格、DSM-5诊断标准的总结和说明以及临床访谈的详细指南将对所有从事青少年疾病工作的临床医生，特别是初级护理人员，产生极大的帮助。作者强调，在评估未成年患者时，医生必须考虑所有方面，不仅要考虑患者本身，还应考虑家庭、学校和社区因素，并在开始列举症状一览表之前和患者发展好关系。"

——Mina K. Dulcan（医学博士，卢里芝加哥儿童医院儿童与青少年精神科主任，西北大学范柏格医学院精神科、行为科学和小儿科教授）

"希尔特和努斯鲍姆撰写的 DSM-5 速查手册是一本令人瞩目的好书，便于读者使用，其对于儿童和青少年相关疾病的临床评估和治疗的解释十分有意义。本书不仅提供了有关青少年特有疾病的信息，还提供了获取信息的有效方法，以及有关治疗计划、精神药物治疗和心理社会治疗的指南。儿童和青少年疾病的精神病理学、诊断和治疗的理论体系非常庞大，而本书将其细分为易理解和吸收的碎块知识！关注儿童心理健康的临床医生都不应错过！"

——Gabrielle A. Carlson（医学博士，石溪大学医学院帕特南霍尔南校区精神科和小儿科教授）

DSM-5 的发布再次引发了人们对如何评估和诊断精神障碍的兴趣（美国精神医学学会，2015；Lieberman，2015；Phillips 等，2012a、2012b、2012c）。这种评估看起来似乎是极其艰难的。毕竟，当判断一个人是否存在精神障碍时，需要考虑很多方面，包括文化、种族、信仰、家族史、性别、病史、性取向和性格等。若评估对象是儿童和青少年，则评估往往会变得更加复杂。医生必须知道他的实际年龄及发育年龄，了解其本人及其父母的性格，还必须了解其本人及其家庭成员的健康状况。

DSM-5 被设计为一本专门诊断精神疾病的手册。在用于儿童和青少年时，由于其健康不可避免地与所在社区和家庭相关联，故需要一些相关的解释。本手册是对 DSM-5 的实用性解释，但不能取代 DSM-5 本身，也不能取代多种儿科精神病学访谈教材（例如，Cepeda，2010；Mash 和 Barkley，2007），但本书为使用 DSM-5 标准进行诊断性访谈提供了方法，以指导治疗计划。

每天我们都会带着学生、实习生和进修医生对患者进行访谈，所以我们所写的这本书可针对任何经验水平的访谈人员。本书第一部分介绍了诊断性访谈及其目标，以及如何根据访谈者来安排患者访谈。第二部分将 DSM-5 诊断标准用于临床实践。第三部分包括附加信息、表格和工具。总体而言，本书可以帮助医生准确诊断儿童或青少年的精神障碍，同时建立治疗联盟关系，这是精神疾病医疗接触的目标。

在开始之前，先谈谈我们在本书中所使用的语言的特点。对于患者和访谈者，我们尽量使用中性表达。但是，如果这种用法不合语法要求，我们会交替使用性别，在奇数章节中普遍使用女性性别，而在偶数章节中普遍使用男性性别。

我们尽量强调能动作用，即儿童或青少年的行动能力。为了强调这一点，我们用"人（person）"这个词来描述心理健康评估对象。我们承认，将医疗护理对象视为保健专业人士护理的患者还是视为该专业人士服务的自主消费者（Emanuel，1992），还存在着激烈的争论，但是因为人格先于疾病或消费，我们更倾向于使用"人"。然而，对于已经开始接受精神治疗的人，我们使用"患者"一词，因为该词既承认了这个人在治疗中的脆弱性，还认可了专业人员在护理患者时所承担的责任（Radden 和 Sadler，2010）。我们使用"患者"一词不是为了支持医疗家长主义（medical paternalism），而是为了强调在临床接触中发展起来的受保护的特殊关系应被更好地描述为治疗关系，而非医疗契约关系。

由于儿童和青少年经常依赖各类成年人——父母、大家庭成员、成年朋友、教师、宗教领袖、教练等——来满足他们的需求，所以我们用"照料者"一词来描述在医疗关系之外照顾儿童或青少年的成年人。

最后，尽管我们都是医生，但是儿童和青少年在医疗关系中接受各种医疗从业人员的护理。为了承认这种多样性，我们用"执业医师"一词来描述护理儿童和青少年的医学专业人员。虽然"服务提供者"是更常见的表述方式，但我们更倾向于使用"执业医师"一词，因为该词强调了将儿童和青少年视为患者的医学专业人员在不断地提高其个人技能。

致 谢

感谢诸位老师们和学生们，正是和他们在一起，我们学到了（并且仍在不断学习）如何护理精神障碍儿童和青少年；感谢学院和医院对我们工作的大力支持；此外，还要感谢家人对我们工作的支持。

作者没有利益冲突需要声明。

目 录

第一部分

儿童和青少年心理健康问题的
诊断和治疗

第1章

引言

在一个忙碌的下午，预约就诊已经超额了，但你需要对一个名叫苏菲的 14 岁女孩做心理健康评估。你之前从未见过她。你收集了一些相关材料，进入了诊室。你发现坐在你面前的是一个不修边幅的女孩，她的手臂交叉抱在胸前，眼睛向上凝视着天花板而不是看着你。她自言自语地说："我并没有什么问题，我也不需要待在这里。"然后她的妈妈替她描述她的问题：苏菲在学校遇到了麻烦，在家里常和家人争吵，她失去了她的朋友，还说些"怪话"，包括威胁要伤害自己，她自己一个人的时候还会自言自语。在此之前，苏菲曾经受到过她妈妈前男友的虐待，并在之后的几年里出现过情绪波动。苏菲的左前臂上有一个线状的结痂，就诊时苏菲正在撕扯这个结痂。

你刚刚经历的那种糟糕的感觉——在紧迫的时间压力下，对儿童进行心理健康状况评估——也是我们曾经经历过的。在你遇到此类问题时，我们希望本书能够对你有所帮助。

本书有哪些内容呢？

和《DSM-5 诊断性访谈速查手册》（*The Pocket Guide to the DSM-5™ Diagnostic Exam*）一样，本书强调了一种以人为中心的方法，并提供了配套的实用工具，以及用于对儿童及其父母进行访谈的一些话术。

因为儿童和青少年人群通常会首先在基层医疗机构而不是在专门的精神科医院接受心理健康状况评估，所以在本书中，我们会特别注意哪些方法在基层医疗机构中更加实用。所以，我们这样来描述，例如：

- 怎样诊断常见的病症（第 3 章）。
- 怎样执行 15 分钟（第 4 章）或 30 分钟（第 5 章）的诊断性访谈。
- DSM-5（美国精神医学学会，2013）诊断描述和诊断标准的缩写（第 7 章）。
- 评估量表及使用建议（第 10 章和第 11 章）。
- 儿童心理发展里程碑和转诊警示（第 3 章和第 12 章）。
- 心理社会干预（第 14 章）和心理治疗干预（第 15 章）基础。
- 精神药理学基础（第 16 章）。

我们希望这本书的不同章节可以以不同方式来使用。一些章节需要通读，因为这些章节讲述了针对儿童和青少年不同方面的治疗策略。而另外一些章节，可只在需要时阅读，例如当你需要采用 DSM-5 诊断标准做出某个特定的诊断，或者你需要参考一张罗列了儿童心理发育里程碑节点的表格时。

以下是本书与《DSM-5 诊断性访谈速查手册》的主要区别。

- 本书包括了 ICD-10 的编码。
- 本书没有包括对于儿童和青少年很少做出的诊断。本书所有内容都专注于儿童和青少年人群。
- 关于 DSM-5 的开发的讨论减少了，因为这不再是一件新鲜事。
- 通过缩减章节以及增加表格，正文的实用内容有所增加。
- 介绍了专用于儿童和青少年的评估工具。
- 增加了基本治疗策略——心理社会疗法、心理治疗和精神药物治疗——的介绍。

我们当然并不是一开始就知道怎样对儿童和青少年进行访谈，以及如何对他们的精神、行为问题做出诊断。我们也曾经为了整合完全不同的症状而付出过很大的努力。通过努力，我们最终找到了不同的方法来简化诊断和治疗的流程，即使针对时间紧张的情况，我们也找到了应对的方法。

本书的共同作者有不同的临床医生角色，包括 1 名乡村儿科医生、1 名大型医院的儿科医生、1 名儿科急诊医生、1 名儿童精神科医生、1 名儿童精神科咨询师（同时给乡村儿科医生和三级医院儿科医生提供咨询）和 1 名成人精神科医生。对于儿童和青少年人群，我们同时提供了心理治疗和药物治疗方法，并且为适应不同等级的医疗机构的需要而提供了不同的策略。在进行这项工作的过程中，我们经常被青少年所面临的问题所震惊；在为他们提供精神健康方面的帮助时，我们也经常面临巨大的挑战。总之，没有一名儿童或青少年就诊时，其症状是完全符合某种 DSM-5 疾病的诊断标准的。我们都犯过很多错误，但也在这些经历中成长了。

这本书是一本基于经验的儿童和青少年精神疾病诊疗指南，意图在于通过提供各种各样的实用方法、技术和技巧对 DSM-5 的内容进行补充。我们无法提供可以被遵循的用于儿童和青少年精神疾病诊疗的严格规则，因为针对儿童和青少年人群的最好的医疗服务并不能被简化为一个列表。但是，我们所提供的帮助，可以让大家都能够为他们提供最好的医疗服务。无论你在哪个专业领域，在什么级别的医疗机构；也无论你的经验、水平如何，只要你为儿童和青少年提供精神卫生服务，本书都能对你有所帮助。

治疗联盟：治疗开始的地方

给儿童和青少年看病，和给成人看病是完全不同的。儿童往往是被动就诊的，而且受心理发育水平的影响，他们的交流能力也是有限的。另外，在对一名儿童做诊断的过程中，通常需要收集不同来源的信息，并且还需要根据年龄和发育水平对诊断做出调整。特别是在基层医疗机构或其他有人为的时间限制的医疗机构里工作的医生，他们有很强的时间紧迫感，需要非常高效地做出诊断，并制订治疗计划。

建立起合作性的治疗关系（我们在下文中会称之为"治疗联盟"），是成功诊断和治疗的开始。在患者就诊时，和照料者建立治疗联盟，要比直接和儿童建立治疗联盟更容易。

我们在本章开头提到的 14 岁的小女孩苏菲的案例，展示了创建治疗联盟时遭遇的问题。苏菲表示她不赞同她母亲对她的问题的看法，并表示对你的服务没有兴趣。如果你打算打开 DSM-5，立刻开始询问她一系列用于诊断的问题，那样只会加重她的抗拒心理。你必须首先和苏菲建立好关系，然后才能得到可靠的答案。

如果我们和你一起在诊室里，我们会首先听完苏菲母亲的倾诉，这会巩固和儿童父母之间的治疗联盟关系。我们会感谢她所说的这些话为我们提供了诊断方向；我们会告诉她，在听完照料者的描述之后，我们还要和青少年患者进行单独交流。我们会告知她，所有对话内容都遵循保密原则，除非出于安全考虑，然后邀请苏菲和我们单独坐在一起。我们这样做，是因为这样可以建立更好的治疗关系，当儿童的父母和其他照料者不在场的时候，我们可以得到更诚实的答案（Ford 等，1997；Gold 和 Seningen，2009）。但是，这套指导性原则需要根据情况做出调整，如果青少年并不希望其照料者离开房间，那么便不要强迫其照料者离开。幼童或者发育并不成熟的青少年，通常在有照料者在场时更容易交谈。

所有的儿童和青少年，当他们感觉被注意到、被认真倾听、被理解时，都会与医生和照料者形成更好的治疗联盟，这叫作"移情连接"（empathic engagement）。即使在时间紧迫的情况下，从业者也应花些时间暂时忘记头脑中带有目的性的诊断性问题，真正注意患者本身，和患者建立起一点连接。在我们的经验中，从总体上讲，对于一名被动的受访者，先建立起治疗联盟、然后进入诊断流程，比直接进入诊断流程要更省时间。

怀着真诚的态度，顺着来就诊的青少年的话往下说，可以启动与他们之间建立连接的过程，比如可以对苏菲说："你说你并没有什么问题且感觉挺好，那么我想听听你都有哪些方面感觉好呢？"你也可以通过谈论一些对患者重要，但是相对中性的事情来开始对话，例如，"你妈妈说你在_____学校上学，那个学校是什么样子的呢？"学校、朋友、家人及喜欢的活动，都是很好的、没什么压力的起始话题。

对于看起来真的不情愿开口交谈的未成年人，你会发现向其描述一下你所看到的事情，交谈会更容易进行。这表明你正在关注他们。例如，"当你妈妈在说话的时候，你在这里坐着，什么事也不做，看上去你很难熬。我说的对吗？"如果你看到了一些和诊断有关的事情，你应该抓住机会就此来发表评论，例如，"当你的妈妈在描述昨天发生的事情的时候，我看到你在摇头。她说的事情里有与事实不符的吗？"

如果遇到的是一个年龄很小的幼童，一开始你可以仅简单地谈一下你看到的东西，例如她穿了什么衣服或者带了什么东西过来，比如可以说，"我看到你的鞋子上有一朵花，这双鞋是你自己挑选的吗？"你也可以谈论一下这个幼童正在做的事情，以此来开始对话，例如她正在玩一个玩具或正在画一幅画。

还有一种微妙的策略可以帮助你和未成年人之间建立起治疗联盟，就是你可以通过你的说话方式来展现你是一个可以和她一起解决问题的可信任的伙伴，而不是一位评判她的权威人士。这就好比你和你的未成年患者肩并肩坐在一起讨论问题。在这种方式下，未成年人可以仅仅就问题本身与你进行讨论，而不涉及她本人。例如，如果你在交谈中谈到是她的"情绪"导致她割伤了自己，而不是"你割伤了自己"，苏菲就可以更容易地卸下她的心理防御。

小小的幽默也会帮助你做到让未成年人开口说话。如果你不太擅长幽默，那么有意识地展示自己的一些缺点也会让你的患者减轻防范心理，还能赢得她的微微一笑。我们中的很多人都有自己的孩子，孩子们每天提醒着我们，我们已经很久没有那么酷了（如果我们曾经确实很酷），而如果我们公开承认自己是不怎么酷的成年人，那么可以使我们显得更有人性，也可以让未成年人感到没那么拘束。例如可以说，"你 T 恤衫上的乐队叫什么名字？我之前没听过他们的名字，也许是因为他们很酷，而我有一点土吧。"

和未成年人建立治疗联盟会让我们弄清楚其真正的主诉是什么。对于苏菲而言，主诉可能是"我妈妈快把我逼疯了""她男朋友虐待我""我听到声音了"，或是其他的。这就为你接下来进行更加详细的诊断性提问做好了铺垫。接下来，你可以这样问："所以，在这段时间里你妈妈快要把你逼疯了，那你曾想过伤害自己吗？"孩子和家长提供的主诉可能不一致。我们曾经完成过很多例成功的治疗，在这些案例中，自始至终孩子的主诉和其家长提供的主诉都不一致。

一旦你和未成年人之间建立了连接并开始进行对话，接下来的诊断和治疗过程便会变得更为容易。根据我们的经验，一旦建立起一个好的治疗联盟，接下来有关病情的询问也将得到患者更诚实的答案。

最后，关于如何与儿童建立治疗联盟，以及如何有效地进行诊断性访谈，我们将技术要点总结如下。

- 对于心理发育水平较高的孩子，提议与其进行单独交流。
- 用你观察到的一件对患者重要的事情，或以一个对患者重要的话题来开始对话。
- 简要地表达你已经注意到了、听到了并且十分重视患者的观点。
- 展现出你是孩子的治疗伙伴而不是一位成年的审判者。
- 用一点幽默感来缓和气氛，例如坦白你的糗事。
- 询问患者主要担忧的问题或者遭受的挫折。
- 根据儿童自己的主诉，改变你初始的诊断性问题。

第2章

在社区医院处理精神和行为问题

儿童很少能够及时接受精神和行为问题的治疗，从其开始出现精神症状到来就诊通常要经过 8~10 年（Kessler 等，2005）。在许多医疗系统中，在可以做出精神问题诊断的儿童当中，只有约 1/5 的儿童能够及时地接受治疗（美国卫生总监公共卫生服务处，1999）。那些在基层医疗机构中被识别出来确定需要行为干预的孩子，1/2 被转诊到了精神科医生那里，接受了一次以上的治疗（Rushton 等，2002）。

精神专科的治疗资源在儿童人群中没有被充分利用，原因是多方面的，包括：病耻感，对问题认识不足，父母和从业者对治疗的认识不足，医疗保险覆盖不足，转诊程序复杂，精神科专科医生数量不足。

尽管还有更多的社区问题需要处理，但我们作为个体从业者却一时间无法予以改变。不过值得庆幸的是，留给从业者参与改善社区精神卫生系统的机会正在增多。医疗系统付费者的支持以及医疗系统的重新设计，使基层医疗机构的从业者得以和精神科专科医生建立起良好的合作关系。通过这样做，可以让精神科专科医生与基层医疗机构直接对接。研究显示，这样的安排在临床上效率更高，从总体上还能为医疗系统节约资金，这引起了医疗系统及其付费者的关注。

不管你所在的社区是否有精神专科医院，我们都想给出在社区处理儿童精神和行为问题的一般步骤。如果你是一名基层医院从业者，或者是医疗系统里致力于改善社区精神卫生服务的代表，在以下的任意环节中进行改善都会有助于改善儿童的精神健康。

- 精神疾病的识别。
- 精神疾病的筛查。

- 特定精神障碍的诊断。
- 关于精神疾病治疗的健康教育。
- 教会患者及其照料者掌握自助策略。
- 开始心理咨询和治疗。
- 合理用药。

精神疾病的识别

在一名儿童开始接受医疗服务之前，首先需要识别出来其需要得到哪种帮助。之所以指出这一点，是因为对于究竟何时需要为患者寻求专业帮助，照料者的看法差异很大。面对同样的破坏性行为，一个照料者会认为"哦，他只是一个小男孩"，但是另一个照料者却会立即向专业人士求助。当一个孩子需要接受治疗时，家长可能会拒绝承认问题的存在，或者无法对问题进行识别。所以，对于家庭成员、朋友、学校的工作人员和基层医疗机构的从业者而言，第一个关键步骤是，帮助家长对儿童的问题进行识别，搞清楚哪些问题需要医疗干预，哪些问题则不需要，并且在必要时帮助家长克服病耻感。关于识别一般疾病指征（例如在学校里的表现变差，或者是丧失了体验快乐的能力）的健康教育，将有助于精神疾病的识别。

精神疾病的筛查

采用精神行为量表来对精神行为问题进行积极筛查是值得的，不过只有在从业者能够解读这些信息，并且给出合理的治疗建议的情况下才是这样的。评估量表简单易用，能对未被识别的问题进行识别，能从多种信息来源途径获取临床数据，还能对症状的严重程度进行评估。

但从本质上讲，评估量表是不完美的，它们不能被用作诊断的唯一依据。因为量表中的问题可能会被错误地理解，回答得可能并不恳切，也可能连问题都没有问对。例如，一个未成年人，如果其最近出现了注意力问题，但如果其同时还患有抑郁障碍或焦虑障碍，那么仅使用注意缺陷/多动障碍（attention deficit/hyperactivity disorder, ADHD）评估量表进行评估，就会造成其抑郁障碍和焦虑障碍被漏诊。如果一个未成年人在评估量表中否认有抑郁症状，但是实际上却存在自残自伤的行为，那么就需要我们予以特别的注意。所以，在量表评估筛查过程中，从业者应采取的最有价值的关键性步骤是选择正确的评估量表，根据被评估者的个人状况对结果进行解释，并对任何阳性筛查结果采取合适的处置措施。

特定精神障碍的诊断

精神卫生从业者需要在一个小时内就做出诊断并制订治疗计划，这具有挑战性。对于经验不足的从业者，或者当只有15分钟的时间进行评估时，完成这项任务就更有难度。在一个时间非常短暂且被严格限制的框架内，我们要求医生做到的是，对儿童的主要问题及大概原因进行识别，而不需要把原因弄得非常清楚。

依据DSM-5（美国精神医学学会，2013）做出一个好的诊断需要依次满足以下3点要求：①某个儿童的临床表现需要满足某个特定诊断的诊断标准；②这些症状并不是由替代性选择或应激源造成的；③这些症状正在影响该儿童的功能。因为每一个步骤都具有挑战性，所以我们建议把整个过程拆分成几个小步骤。进行最初的简单评估时，我们掌握的信息并不完善，我们建议医生先下未特定型的诊断，例如"未特定的破坏性行为障碍"，或者"未特定的抑郁障碍"。在接下来的会面中，我们可以搜集更多的信息来明确诊断。这种多步骤的诊断方案，可以为我们留出更多的时间来搜集相关信息，例如在接下来的几次访谈中，让儿童的老师和家长都完成注意缺陷/多动障碍评估量表。

如果在初次的很简短的访谈当中，你发现了很多问题，那么最合理的时间利用方式是，先和未成年人及其照料者一起共同解决主要问题。例如，如果发现一个孩子有如下问题——脾气暴躁，大喊大叫，打其他孩子，夜里不好好睡觉，有些时候显得很焦虑——那么我们识别出来的最主要的问题就是危险的外在行为表现。在这种情况下，孩子的睡眠问题以及间歇性出现的焦虑问题可以留到下次访谈时再详细了解。

关于精神疾病治疗的健康教育

关于所确诊的疾病，对儿童和家长进行心理健康教育具有内在的价值。他们都希望可以更加了解所患疾病，除了可以满足这种内在需求之外，提供心理健康教育的终极目标是提高儿童和其照料者获得健康的能力。不愿意带孩子来看医生，以及没能找到一种合理的治疗方案是常见的情况。所以仅仅是尽全力做出一个最恰当的诊断是无用的，除非你把这个诊断和治疗联系起来。我们需要时刻谨记 Henry Cohen 医生在 1943 年所说过的话："所有的诊断都是为治疗服务的。"

所以，我们建议对家长提供关于接受精神科医疗服务的意义的健康教育。这可以帮助患者及其家属更清晰地看清治疗的过程，知道哪些疗效是可以预期的，以及如果不治疗会有什么后果。例如，我们可以告诉一个照料者，如果其不带孩子来接受精神科的专业治疗，那么一次抑郁发作自愈所耗费的时间（平均为 8 个月左右），对于儿童的正常发育影响很大（Birmaher 等，2007）。对于因为儿童的病情（例如患有对立违抗障碍）而失去同情心的家长，健康教育能使得家长不再责备孩子，有利于帮助照料者重新建立同情和支持。

教会患者及其照料者掌握自助策略

虽然基层医院的医生希望能由一名精神科专科医生来开始所有的治疗，但这往往会延误治疗。产生延误的原因有多种，包括病耻感带来的对治疗的抗拒、需要就医疗保险的限制问题与保险公司进行协商、等待一位本地的精神科医生等。我们为基层家庭医生提供了一些推荐的步骤，通过这些步骤，基层家庭医生可以立即开始一些形式的治疗。

在没有精神科专科医生的情况下，哪些治疗是合适的？从业者可以教给儿童和家长一些能立即实施的自助方法。例如，从业者可以对一个未成年人的睡眠问题进行处理，这个睡眠问题可能是其他精神和行为问题的伴随症状。帮助改善儿童的睡眠习惯（例如要求儿童在夜间某个时间点之后就不能再玩手机），可以降低儿童在白天的易激惹程度，并且有助于改善儿童的情绪。

我们也推荐一些针对特定情况的自助阅读材料或视频，这通常被称作"阅读疗法（bibliotherapy）"。对于破坏性行为，行为管理训练是首要的。在没有治疗师参与的情况下，有主动性的家长能对儿童的行为纪律产生巨大的影响（Lavigne 等，2008）。关于基于循证的破坏性行为管理或者认知行为治疗的技能，有很多高品质的书籍、网站和视频资源可供家长进行学习。但是，即便家长使用了高品质的自助工具，对于更严重的症状、更严重的家庭功能障碍、更复杂的诊断，这些帮助是不够的。

开始心理咨询和治疗

在符合精神障碍诊断的未成年人当中，对于中度至重度患者，我们建议进行心理治疗；对于症状持久不愈且对社会功能影响严重的轻度患者，我们也建议进行心理治疗。关于什么时间开始心理治疗，是存在例外情况的。例如，对于严重的注意缺陷/多动障碍患者，仅使用药物治疗就可以保证疗效，但这是一个特例。针对不同诊断应当采取不同的心理治疗方法，所以我们建议你先确定诊断，然后开始我们在第 15 章"心理治疗干预"中讨论的操作。因为很多家长都会尽力避免进行心理治疗，所以你应当去关注他们的这种想法并进行处理。

例如，你可以对他们说："看起来您并不是很想找一个治疗师，关于这一点，您是怎么考虑的？"

一对一的心理治疗并不是门诊可以给未成年患者提供的唯一服务，还可通过以下组织、形式或相关人员获得其他服务：本地的社会支持小组、危机干预服务中心、家长培训课、社会技能小组、家庭治疗服务、特殊教育服务、语言治疗师，等等。因为照料者自身的心理健康问题能对未成年人的精神障碍产生影响，所以帮助照料者使用合适的心理治疗，有助于儿童和青少年的治疗。询问下面的问题可能会有所帮助："对于发生的一切，有没有人可以帮助到你？"在接下来的几次约诊中，一些基层医院的从业者可提供动机访谈技术来帮助青少年摆脱物质依赖，或者尝试教会他们掌握放松训练的方法或其他认知行为治疗技术。

合理用药

基层医院的从业者对于立刻开药通常感到有很大压力，部分原因是药物治疗是一开始可以立即着手使用的少数治疗方法之一。当诊断明确（而不是仅有一些轻微的症状），药物治疗有证据支持，并且讨论过受益与风险之后，药物治疗才相对合适，否则我们建议不要立即进行药物治疗。

一个近乎万能的建议是，在对儿童进行药物治疗的同时，给予某种形式的心理社会干预——改变儿童的生活环境。关于药物治疗，其他注意事项包括：小剂量起始治疗并且小剂量加药（"start low，go slow"），每次只调整一种药物以免混淆到底是哪种药物产生了疗效。

关于儿童精神障碍的治疗，以下是我们对基层医院医生的建议。

- 即使在初次访谈中，也要给予希望。
- 与未成年人及其家长建立治疗联盟。
- 使用评估量表来获取更多的临床信息，但是要注意量表的局限性。

- 从其他信息源获取信息以佐证诊断。
- 单独对青少年进行访谈以获得更完善的病史，特别是对于内化性障碍（internalizing disorders）患者。
- 注意儿童在诊室里的行为和互动，这可以为精神检查提供很多信息。
- 对于初始的简要评估，仅做出一个临时的未特定的 DSM-5 诊断。
- 进行多次访谈来完善诊断。
- 帮助家庭寻求进一步的治疗，同时注意他们的顾虑。
- 对于病情较轻者，一开始提供自助策略、阅读疗法和校园干预（school interventions）。
- 对于病情较重或治疗无效的患者，考虑将其转诊至精神科专科医生。
- 在大部分情况下，使用心理社会干预措施（如心理治疗）。
- 对于中度至重度的症状，在有证据支持的情况下，考虑药物治疗。
- 联系当地的专科医生来提供支持、咨询，以及对难治的患者进行管理。
- 安排下一次访谈，即使患者已经被转诊给专科医生。

疾病的一般发病年龄

当对青少年进行评估时，记住这条格言对临床实践很有帮助："当你听到蹄声响时，应首先想到那很可能是一群马，而不是一群斑马。"

我们发现，记住不同精神障碍的典型发病年龄，有助于确定诊断。例如，在一所基层医院，对于一个 4 岁的孩子，你不大可能做出神经性厌食、双相障碍或者精神分裂症的诊断。

但是，对于一个特定的诊断，并不存在确定的年龄限制。我们无法提供固定的规则，但是我们可以提供两条审慎的建议。

（1）记住这条格言："常见的事物是常见的（Common things are common）。"对于一个 10 岁儿童，分离焦虑障碍（separation anxiety disorder，SAD）比精神分裂症要常见。

（2）要考虑到发育迟滞会对发病年龄和症状表现产生影响。例如，遗粪症（encopresis）虽然在十几岁的青少年中罕见，但是在一个只有 5 岁心理年龄的 16 岁孩子身上则很可能出现。

我们制作了表 2-1 来帮助进行诊断性提问。你会注意到，随着儿童年龄的增长，遗粪症和对立违抗障碍出现的概率会减小，而双相障碍和精神分裂症出现的概率则会增大。总体而言，随着年龄的增长，疾病的发病率会升高。我们建议，若未到青春期后期，不要进行人格障碍的诊断，因为和成人相比，儿童的人格发展变化得更快。

表 2-1 在不同年龄段应考虑的不同疾病（从 DSM-5 中摘选）

年龄段 / 岁	应考虑的疾病
2~5	注意缺陷 / 多动障碍（≥3 岁，如果为重度），孤独症谱系障碍，交流障碍，遗粪症，智力障碍（智力发育障碍），对立违抗障碍，选择性缄默症，分离焦虑障碍，特定恐怖症
6~12	注意缺陷 / 多动障碍，适应障碍，品行障碍，遗粪症，智力障碍（智力发育障碍），失眠障碍和异常睡眠，特定学习障碍，抑郁障碍，强迫症，对立违抗障碍，创伤后应激障碍，抽动秽语综合征（抽动障碍），拔毛障碍，社交焦虑障碍，特定恐怖症，躯体症状障碍

续表

年龄段 / 岁	应考虑的疾病
13~17	注意缺陷 / 多动障碍，适应障碍，神经性厌食，双相障碍，神经性贪食，品行障碍，持续性抑郁障碍（心境恶劣），智力障碍（智力发育障碍），失眠障碍，广泛性焦虑障碍，特定学习障碍，抑郁障碍，阻塞性睡眠呼吸暂停低通气，强迫症，对立违抗障碍，惊恐障碍，创伤后应激障碍，抽动秽语综合征（抽动障碍），拔毛障碍，精神分裂症，社交焦虑障碍，特定恐怖症，躯体症状障碍，物质使用障碍

　　另一种预测儿童发病率的方法是考察各种疾病的绝对发病率。根据美国国家共患病调查数据库的数据（Merikangas 等，2010），在已经被确定有精神障碍的青少年中，焦虑障碍的发病年龄早于很多医生的预计。焦虑障碍患者中，有半数会在 6 岁之前起病；行为障碍患者中，有半数会在 11 岁之前起病；心境障碍患者中，有半数会在 13 岁之前起病。表 2-2 列出了这次调查里在 13~18 岁的青少年中，精神疾病终生患病率的相对分布，以降序排列。

表 2-2　符合 DSM-Ⅳ诊断标准的青少年精神障碍的累计发病率
（依据美国国家共患病调查数据库中的青少年人群数据）

疾病	总患病率 /%	重度患者比例 /%
特定恐怖症	19.3	3
对立违抗障碍	12.6	52
抑郁障碍或心境恶劣	11.7	74
社交焦虑障碍	9.1	17
物质滥用或物质依赖	8.9	NR
注意缺陷 / 多动障碍	8.7	8
分离焦虑障碍	7.6	8

疾病	总患病率 /%	重度患者比例 /%
品行障碍	6.8	32
酒精滥用或酒精依赖	6.4	NR
创伤后应激障碍	5.0	30
双相障碍	2.9	89
进食障碍	2.7	NR
场所恐怖症	2.4	100
惊恐障碍	2.3	100
广泛性焦虑障碍	2.2	41

注：NR—未报道。

资料来源：Merikangas 等，2010。

基于年龄的行为障碍筛查

知道精神和行为障碍在未成年人当中典型的发病年龄有助于诊断。如果可以更好地调查了解某种精神疾病的发病率，则筛查测试和诊断性提问的阳性预测值就会提高。所以，基于发病率及笔者的临床经验，以下是对不同年龄段的疾病鉴别诊断的常规建议。

0~5 岁：发育障碍和破坏性行为问题是这个年龄段的首要问题。所以对这个年龄段的儿童，一般的筛查量表包括总体发育评估量表（General Developmental Assessments）、孤独症谱系障碍筛查量表（Autism Spectrum Screens）和社会 – 情绪学习量表（Social-Emotional Learning Measures）。

6~12 岁：注意缺陷 / 多动障碍，破坏性、冲动控制及品行障碍，智力障碍，焦虑障碍和心境障碍是这个年龄段的主要疾病类型。所以对这个年龄段的儿童，一般的筛查量表包括注意缺陷 / 多动障碍评估量表、焦虑评估量表、抑郁评估量表和孤独症谱系障碍评估量表。

13~18 岁：抑郁障碍、焦虑障碍、创伤后应激障碍、进食障碍、注意缺陷／多动障碍、物质使用障碍及品行障碍是这个年龄段的主要疾病类型。所以对这个年龄段的儿童，一般的筛查量表包括注意缺陷／多动障碍评估量表、焦虑评估量表和抑郁评估量表。

第3章

常见的临床问题

虽然每一位儿童或青少年都是独一无二的，但他们前来就诊是有一些共同原因的。你在临床训练中会识别出这些模式。你每年会给上百名儿童和青少年看病，和上级医生讨论他们的病情，在意识层面形成一种将某个儿童的症状快速归入某种常见病的能力。例如，你可以快速地将一个儿童的讲话模式识别为一种非复合性的学校适应障碍，而不是一次抑郁发作。潜意识层面的这些模式对于从业者而言大有裨益，因为这些模式可以帮助其提高临床工作效率。

但是，依靠经验来指导临床实践至少会导致两个问题。

首先，即使是经验丰富的从业人员也会犯错误。我们假设一个青少年有普通程度的不幸，我们因此忽略了她的社会隔离是否是虐待或患精神病的结果。我们假设一个孩子不能正常地与其他孩子玩耍是表示其患有某种神经发育疾病，我们因此忽视了文化对家庭互动的影响。即使是有经验的医生也需要对患者保持好奇心，并警惕犯错的可能性。

其次，给大多数未成年人提供精神疾病评估和治疗的初级医疗机构从业者通常只接受过有限的精神科训练。这些从业者通常都具有很出色的儿童和青少年疾病的临床治疗经验，但他们的精神科训练通常局限于几个下午、很久以前的临床轮转或偶尔的讲座。一个没有经过专门的精神科训练的医生，在决策时可以参考辅助意见，从中获益。

以下各部分及其配套的表格是对常见临床问题的审慎的指南。每个表都围绕一个常见的临床问题，提供了这些问题应当被归入的诊断分类，并给出了临床问诊的指导性建议。我们设计了未成年人可能会被问到的大部分问题。当一个问题被设计用于对照料者提问时，我们把它标记为"用于照料者"。

学业不良

　　要想在工作环境中取得成功，一个人需要成功必备的能力、对成功的渴望以及为成功提供条件的环境。严重的生活困难或致残性疾病会使一个本来可以成功的人遭受厄运。这个简单的描述既适用于每一个成年人，也适用于学校里的孩子们。学校是儿童和青少年去工作的地方。

　　当你看到一个儿童在学校里为取得成功而努力时，广泛地思考到底是什么阻碍了她的成功是很有帮助的（表 3-1）。就像一个有工作困难的成年人一样，一个未成年人可能存在以下问题：①能力；②欲望或努力；③学习环境；④生活中的烦心事；⑤精神障碍或疾病。

表 3-1　学业不良

诊断分类	推荐的筛查问题
第一考虑	
虐待	"是否有让你感到不舒服或不安全的人或事？" （用于照料者）"你的孩子身上发生了什么不该发生的事吗？"
欺凌	"有没有其他孩子在戏弄你或者让你感到害怕？"
感官功能受损	"你有没有注意到你的听力或视力有问题？"
可能的常见诊断	
注意缺陷 / 多动障碍	（用于照料者）"你的孩子是否因注意力易分散或多动而出现学习困难？"
智力障碍（智力发育障碍）	（用于照料者）"学习总是有问题吗？是否有早期发育迟缓的问题，比如说话比较晚？"
特定学习障碍	"是否存在特定活动的障碍，如阅读困难？"
心境障碍或焦虑障碍	（用于照料者）"糟糕的学校表现是在出现焦虑或抑郁之后发生的吗？"
对立违抗障碍或品行障碍	（用于照料者）"你的孩子只是拒绝做功课吗？"
物质使用障碍	"你最近一直在使用毒品或喝酒吗？"

1. **能力** 我们首先要考虑一下儿童是否存在能力问题，以确保我们不会错过这些问题。最基本的能力是身体感官的感受力。听力和视力很容易出现问题，在必要的时候，配助听器或配一副新眼镜这样的干预手段将会非常有帮助。运动障碍（如书写障碍或发音障碍）可以通过物理治疗、职业治疗或言语治疗而得到有效的改善。

    当然，智力障碍也会影响学习成绩。可以通过将某个儿童现在的发育水平和发育里程碑中的正常范围进行比较，由此来判断其发育是否落后于同龄儿童。由照料者完成的发育评估量表，例如年龄和阶段的问卷（Ages & Stages Questionnaires，ASQ）会帮助你完成这项任务。你也可以简单地询问照料者，其对孩子的言语能力、理解能力或身体发育水平是否有任何的疑虑。当孩子有多个方面的发育迟缓时，我们会怀疑这个儿童存在智力障碍。IQ测试得分可以提供有用的数据，但如果在生活适应能力方面存在缺陷，也须给予智力障碍的诊断。当怀疑存在广泛性发育迟缓或智力障碍的情况时，应当尽早进行早期干预或使患儿在当地学校接受特殊教育。

    和全面的智力障碍相比，特定学习障碍往往被发现得更晚，因为在学业难度增大之前，特定学习障碍可能表现得不明显。三大类特定学习障碍是阅读障碍、写作障碍和计算障碍。某个特定学习障碍的特点是，相对于儿童的智力和努力，其学业表现要远远低于预期。

2. **欲望或努力** 在学校里的欲望或努力关乎其获得学业成功的动机。一个只有中低智力水平但有强烈动机的人，可能比拥有高智商但缺乏动机的人取得更大的成功。对于动机问题，没有快速的解决方法。对儿童来说，学业方面的动机始于健康的家庭关系及经常经历的积极的亲子时间，这些会使儿童产生想达到成年人期望值的愿望。对儿童的学业成绩，有一个清晰且合理的家庭期望也是必要的。对于年纪较大的孩子来说，比较理想的情况是，他们在学校里努力的动力变为想要取悦自己。

3. 学习环境　　学习环境会影响学业表现，因为不是每个学校，也不是每间教室都适合每个孩子。例如，一个容易分心的孩子在吵闹而拥挤的教室里会表现不太好，而一个有特定的写作障碍的孩子在需要完成大量日常写作的课堂上会表现不太好。通过询问课堂环境和儿童的家庭学习环境可能会发现这类问题。

4. 生活中的烦心事　　生活中的烦心事会让孩子从学习中分心。虐待、忽视和欺凌是我们应最先去发现的重要的分心因素，这样儿童保护服务机构或学校的相关工作人员才可以对其进行干预。由于家庭压力（如父母分居或离异）或与同伴的关系障碍，孩子们可能会出现学习成绩的下降。询问这样的问题是有帮助的："当你试着去做功课却一直分心的时候，你脑子里出现了什么样的想法呢？"

5. 精神障碍或疾病　　DSM-5 中描述的精神障碍或疾病会造成学业问题。例如，抑郁障碍、持续性抑郁障碍（心境恶劣）、广泛性焦虑障碍（generalized anxiety disorder, GAD）、强迫症（obsessive-compulsive disorder, OCD）、社交焦虑障碍（社交恐怖症）、对立违抗障碍、品行障碍、物质使用障碍、创伤后应激障碍都将降低孩子的学校表现。慢性疾病，尤其是那些导致慢性疼痛的疾病，也会使儿童无法集中精力学习。

　　注意缺陷 / 多动障碍是一种重要的精神障碍，因为它具有很高的总发病率（>5%），而且也是致使家庭求助就诊的常见病。如果我们发现一个儿童的学习障碍与注意力不集中和（或）过度活动相关，问题的出现可以追溯至小学早期阶段，并且这些问题并不能完全归结为上述的原因，那么我们就要考虑注意缺陷/多动障碍的诊断。突然出现的注意力问题不太可能是由注意缺陷/多动障碍引起的。另一个需要注意的关键特征是，多动症状是否同时出现在多种环境中（比如同时出现在学校和家里）。好消息是，通过正确地识别像注意缺陷/多动障碍这样可损害心理健康的疾病，你会因此有可能治疗和解决这个孩子的学业问题。

发育迟缓

一个人从幼年到成年的发展在广度上和复杂性上都是惊人的。因为不是每个人都以同样的速度发展或者以同样的顺序获取技能，所以发现显著的发育障碍可能并不容易（表 3-2）。例如，一个孩子可能直接学会走路而不是先学会爬行，又或者，可能在 18 个月大的时候才学会说话，而在 2 岁时，语言发育反而提前了。在开始上学前，患有严重发育迟缓的儿童中超过 50% 的儿童未能被识别出来，这推迟了他们接受治疗的时间。因此，任何能够帮助照料者发现这类问题的从业者，都可以改变孩子的人生轨迹。在儿童生命的前 5 年里，医学的一个关键性功能就是在这期间检测出儿童的发育障碍，并及时干预使其获益。家长所表达出的对孩子的言语、学习、社交能力或身体技能的任何担忧，都应该通向进一步检查的大门。

表 3-2 发育迟缓

诊断分类	推荐的筛查问题（用于照料者）
第一考虑	
神经退行性疾病	"你的孩子是否丧失了以前获得的技能或能力？"
感觉器官损伤	"你有没有注意到孩子的听力或视力有问题？"

续表

诊断分类	推荐的筛查问题（用于照料者）
可能的常见诊断	
孤独症谱系障碍	"你的孩子会回应你的微笑吗？你的孩子在一岁之前对自己的名字有反应吗？你的孩子是否有兴趣狭窄或行为刻板的问题？"
交流障碍	"你的孩子有口吃或者单词理解障碍的问题吗？"
脆性 X 染色体综合征	"在你孩子的母系表亲中，有兄弟姐妹或其他亲戚存在智力障碍吗？"
智力障碍（智力发育障碍）或全面发育迟缓	"你的孩子在语言发育和身体技能发育方面速度缓慢吗？你的孩子在学习新事物方面比其他孩子更难吗？"
与产前酒精接触有关的神经发育障碍	"你能告诉我你怀孕期间饮酒的情况吗？你的孩子在调节情绪或控制冲动方面有困难吗？"

发育可以分为三个大类：认知、运动和社会情绪。认知指的是大多数人所认为的智力。一些可进行测量的认知功能包括：问题解决、语言、记忆、信息处理和注意力。动作发育指的是粗大运动能力（例如奔跑、投掷）和精细运动能力（例如钳抓、画图）的获得。社会情绪发展指的是与他人互动以及在社交互动中管理好情绪的能力的获得。

因为可以被视为"正常"的发育有很宽的范围，所以我们寻找的发育标记远远超出常规的范围，这才使对于发育的评估或干预具有合理性。语言治疗师可以帮助检验儿童的交流延迟问题，物理治疗专家可以帮助检验运动技能发育延迟的问题，提供特殊教育的学龄前学校可以帮助测试儿童的社会化程度，以及检验一般的学习技能延迟问题。所有患有严重发育迟缓的儿童都应当接受早期干预。

通过识别儿童社会情绪发展中的特定危险信号，能够在儿童 3 岁之前辅助识别孤独症谱系障碍。这些危险信号包括：面对他人的微笑时无回应，无眼神交流，无法与他人保持共同的注意力，1 岁时对自己的名字无响应，对社交无兴趣，对其他孩子缺乏兴趣。尽早进行能提高沟通交流技能的社会干预，是孤独症治疗的基石。

每一个有发育障碍的儿童都应该接受听力或视力的检查，因为感觉障碍会加剧甚至导致发育障碍。进行早期感觉检查的另一个原因是听力和视力障碍相对容易治疗。

发育迟缓很少随着时间的推移而恶化，所以一旦我们发现儿童丧失了先前获得的技能时，我们就要扩大范围来寻找病因，包括躯体疾病原因。例如，甲状腺功能减退症、苯丙酮尿症和重复性癫痫发作是导致发育倒退的众多医学原因中的一部分。

如果疾病的临床特点符合遗传性疾病特征的话，建议考虑进行基因检测。例如，如果其他家庭成员中也有智力缺陷者，那么进行脆性X染色体检测就很合适。如果并不考虑特定的遗传性疾病，那么进行基因检测的效用就不大。对于发育障碍，只有在为家庭成员提供检测前的相关咨询后，才可以进行脆性X染色体和染色体微阵列的实验室检查。基因检测的家庭风险包括可能会发现一些家庭成员本来不想知道的重大问题，比如错误的亲子关系，或者预后很悲观的遗传性疾病，这些发现会让家庭成员产生更多的焦虑感，并会降低当前的生活质量。

将一个儿童的神经发育障碍的诊断和其母亲的产前酒精接触（列入DSM-5第Ⅲ部分）联系起来，可能是对治疗联盟的一种威胁，因为它将一个孩子的问题归咎于母亲在妊娠期间的行为。儿童可能有典型的面部特征（上唇薄、人中沟平、睑裂长度短），但缺失这些特征并不能排除该诊断的可能性。因为这些孩子的预后确实较为特殊，所以应尽量使用一种不指责的方式去探索这种可能性。

在第12章"发育里程碑"里，我们将进一步探讨发育的里程碑，讨论发育过程中可能出现的危险信号，以及需要进一步评估的标志，这最好是通过专门的发育评估来实现。

破坏性或攻击性行为

当我们看到一个未成年人表现出破坏性或攻击性行为时，我们会将这种行为看作是一种交流的方式。一个无法用语言进行有效沟通的孩子，可能会使用行为来代替，比如大声责骂一个刚拿走她的玩具的小伙伴。饥饿、疼痛、悲伤、恐惧和挫折只是一些痛苦，它们可能变成愤怒、破坏性行为或攻击性行为。如果你发现对于一个不会说话的孩子，饥饿会导致她愤怒，那么就可以训练这个孩子去指着一幅食物图片来表达饥饿，从而得到吃的东西（这就是所谓的"图片交换系统"）。

行为的功能分析是一种全面的方法，可以帮助解决儿童的大部分攻击性问题。通过功能分析，可以至少识别出一些破坏性或攻击性行为的特征，例如时间、频率和持续时间。通过提出一系列问题，如"告诉我最近一次发生的事情。之前发生了什么？那一天过得怎么样？当行为发生时你做了什么？后来发生了什么？"可以引发对行为的预先处理、沉淀和持续影响。

你经常从两三个事件的细节中发现，攻击性和破坏性行为开始变得更有意义。例如，发脾气的行为会使孩子在无意中得到奖励，因为照料者希望孩子在某个时刻停下来，或者攻击性行为能让孩子成功地逃离所厌恶的情境。

儿童破坏性行为的特殊情况可能提示不同的 DSM-5 诊断（表 3-3）。当情境提醒他们过去的负面事件时，创伤后应激障碍患者可能会变得具有破坏性。有学习障碍的孩子在学校或做作业时可能会有破坏性行为。患有注意缺陷 / 多动障碍的孩子可能会有近乎持续的破坏性多动行为，而不是情境性或报复性行为。患有社交焦虑障碍［社交恐怖症（social phobia，SOC）］或孤独症谱系障碍的孩子在被迫参与社交时，可能会表现出破坏性行为。一个在学校被欺负的孩子可能会突然产生大量破坏性行为或者对上学产生抵触情绪。总之，识别行为的总体模式和情境是诊断过程的关键。

表3-3　破坏性或攻击性行为

诊断分类	推荐的筛查问题
第一考虑	
虐待	"是否有让你感到不舒服或不安全的人或事？"（用于照料者）"你的孩子身上发生了什么不该发生的事吗？"
欺凌	"有没有其他孩子在戏弄你或者让你感到害怕？"
可能的常见诊断	
注意缺陷/多动障碍	（用于照料者）"你的孩子是否总是难以集中注意力，或活动过度、有破坏性行为？"
交流障碍	（用于照料者）"你的孩子无法用语言进行有效沟通满足需求时，是否有攻击性行为？"
品行障碍	（用于照料者）"你的孩子是否有严重违反规则和侵犯他人权利的行为？"
对立违抗障碍	（用于照料者）"你的孩子是否有挑衅权威人士和对抗的行为，持续至少6个月？"
创伤后应激障碍	（用于照料者）"你的孩子的破坏性行为主要发生在提醒或回忆过去的创伤之后吗？"

　　识别对立违抗障碍是相对容易的，该诊断描述了以一种发育不恰当的模式否定并挑衅权威人士的行为，且该行为持续超过6个月。真正的挑战是如何处理此疾病。

　　对立违抗障碍病因学复杂，涉及多种因素。简单来说，对立违抗障碍代表一个孩子与生俱来的特质或气质与她的照料者和权威人士对其反应的不匹配。与照料者沟通，让他们在不被认为是将问题归咎于他们的情况下与孩子分担责任（即让照料者意识到家长对孩子的对立违抗障碍负有部分责任），这是一种微妙的平衡。一种方法是将孩子的个性或生理特征描述为需要高于通常的养育要求，因此需要更多高技能的育儿策略来应对对立违抗障碍，因此，照料者要做好准备应对更多的挑战。

品行障碍是一种类似的、但更令人担忧的、挑衅的攻击性行为，这种行为更有可能延续到成年。当一个孩子严重侵犯他人的权利，例如偷窃、发起斗殴、使用武器威胁他人、破坏财产或离家出走时，应考虑是否有品行障碍。

对对立违抗障碍和品行障碍的成功管理需要在孩子的环境中让权威人士改变他们与孩子的互动方式。传统的一对一心理治疗方法几乎是不够的。行为管理培训是治疗对立违抗障碍和品行障碍的最佳综合治疗策略。有很多类型的行为管理培训，它们都把重点放在指导家长和照料者上，从而为孩子更好地设定限制和期望，并关注孩子和家长一起度过的积极的时光，从而为孩子提供获得表扬的机会。过去，这种方法被称为"家长训练"，但我们认为这一术语应该被摒弃，因为它不必要地给父母分配过错，这就很难建立治疗联盟，减少了改变的动力。症状越严重，社区的行为管理方式就应当越有包容性，比如社区中为品行障碍患者提供的多系统治疗中也会有孩子父母以外的其他权威人士。

药物治疗通常不是破坏性或攻击性行为的首选疗法。然而，如果这个孩子有一个特定的 DSM-5 诊断，而且众所周知该疾病采用药物治疗有效，如注意缺陷 / 多动障碍或严重的抑郁障碍，那么药物治疗通常会减少破坏性或攻击性行为。对于对立违抗障碍或品行障碍，没有任何有效的治疗药物，最好的治疗方法是通过指导权威人士来帮助孩子。如果一种破坏性或攻击性行为被认为造成了严重的损害，而其他适当的干预措施已经被尝试过并且失败了，那么就可以考虑采用一种非特异性药物来减少适应不良的或冲动的攻击性行为。在这种情况下，我们首先推荐尝试使用可乐定或胍法辛，因为如果它们有帮助的话，应用一般不会造成长期医疗风险。第二代抗精神病药，如利培酮可能会有效地减少攻击性行为，但抗精神病药有更大的副作用，应该保留到最严重的情况下使用（Loy 等，2012）。

孤僻或悲伤的心境

当一个未成年人表现出孤僻退缩或悲伤的时候（表 3-4），我们总是会考虑重度抑郁发作。2 周或更长时间的抑郁或烦躁情绪，以及多种其他症状（精力、注意力下降，兴趣或身体活动减少，自残的想法，食欲或睡眠的变化，感觉内疚或无价值感）会提示一次严重的抑郁发作。相比之下，持续性抑郁障碍（心境恶劣）本质上是一种轻度抑郁障碍，在孩子身上存在 1 年以上，且中间的缓解期不超过 2 个月。如果悲伤的情绪是因过去 3 个月内发生的一件压力事件而引起的，那么无论是抑郁障碍还是心境恶劣都不能被诊断，可能存在的是一种伴有情绪低落的适应障碍。

表 3-4　孤僻或悲伤的心境

诊断分类	推荐的筛查问题
第一考虑	
虐待	"是否有让你感到不舒服或不安全的人或事？"（用于照料者）"你的孩子身上发生了什么不该发生的事吗？"
欺凌	"有没有其他孩子在戏弄你或者让你感到害怕？"
躯体疾病（贫血、甲状腺功能减退症）	"你的所有症状都是在疲劳之后出现的吗？"
自残	"你是否想过伤害自己？你是否伤害过自己或企图自杀？你有伤害自己的计划吗？"
可能的常见诊断	
伴有情绪低落的适应障碍	"你的悲伤或低落的情绪是在过去几个月内发生的一件压力事件之后出现的吗？"

续表

诊断分类	推荐的筛查问题
双相障碍	"是否出现过和抑郁相反的症状，比如精力旺盛、睡眠需求减少？如果是的话，你能多告诉我一些当时的情况吗？"
持续性抑郁障碍（心境恶劣）	"是否一直感到悲伤或沮丧（1年以上）？"
抑郁障碍	"是否感到沮丧、抑郁或对过去喜欢的事情提不起兴趣（至少持续2周）？"
物质使用障碍	"你有过吸毒或酗酒行为吗？"

不管一个孤僻的或悲伤的孩子是否有心境障碍，例行公事地询问其自我伤害的风险是很重要的。青少年可能会把令人失望的一点小事，比如一段关系的破裂看成是灾难性事件，他们会出现自杀倾向，或者开始自我伤害。这就意味着，作为从业者，我们必须询问自杀想法和自我伤害的冲动，即使我们认为一个未成年人只是经历了时间有限的适应障碍。在实践中，我们发现，询问自杀和自残行为，就像问任何其他问题一样自然。请记住，询问自杀想法并不会提高自我伤害的风险。相反，它可以通过展示你的关心来降低自我伤害的风险。

尽管从医学上来说，躯体疾病导致的抑郁障碍在未成年人中并不常见，但所有的从业者都必须对这种可能性保持警惕。例如，如果患者在情绪变化之前出现了一些躯体症状，比如疲劳，那么进行甲状腺功能检查是合理的。因为贫血是未成年人常见的问题，所以对存在疲劳症状的患者应该考虑到做血常规检查。同样，抑郁障碍的医源性起源也应该被考虑，例如当一个儿童开始服用β受体阻断药或异维A酸后，会出现烦躁不安的情况。

经常性物质滥用会导致青少年出现抑郁。我们发现青少年通常声称使用物质能帮助改善他们的情绪，因此建立一个时间表可以帮助你说服你的患者，让她至少暂时停止物质使用并看看停用几周后感觉如何。

双相障碍在儿童中比较少见，但也应该予以考虑。为了评估双相障碍的可能性，应询问照料者其孩子是否曾有过情感高涨、精力旺盛以及躁狂发作的伴随症状（如思维奔逸或言语增多，不寻常的冒险行为，以及睡眠需求减少）。如果你怀疑一个有孤僻或悲伤心境的未成年人患有双相障碍，那么应该避免单一使用抗抑郁药的疗法，因为这有可能引发躁狂发作。

对于每一个患有中重度抑郁障碍的孩子，都应该推荐有循证依据的心理治疗，例如认知行为治疗（cognitive behavior therapy，CBT）或人际关系治疗。因为家庭使用心理治疗的动力是一个常见的问题，我们经常告诉患儿家长，心理治疗是降低自杀风险的最有效的策略。一个未成年人的照料者也可以采取安全措施（如限制枪支和危险药物的冲动使用），并提高警觉意识和监控意识。若患者存在积极的自杀计划或无法保证其安全，从业者应考虑让其进入危机稳定单元、日治疗项目或精神病院接受治疗。家庭成员还可以通过为孩子安排理想的锻炼和社会活动，从而帮助孩子在家里进行"行为激活"治疗。

目前看来，一些未成年人在使用选择性 5- 羟色胺再摄取抑制剂（selective serotonin reuptake inhibitor，SSRI）治疗抑郁障碍的头几个月期间可能出现自杀想法的增多，但总的来说，对中重度抑郁障碍，使用的好处大于潜在风险。谨慎的从业者应警告患者可能存在的风险，与患者及其照料者保持联系，在使用 SSRI 的第一个月，应至少有两次询问是否存在易激惹性增高或自杀想法增多等，当易激惹性增高或自杀倾向增多时，应考虑停止药物治疗（Bridge 等，2007）。

由于大量的研究证据表明氟西汀对未成年人有效，氟西汀被广泛认为是治疗青少年重度抑郁障碍的首选药物。基于循证依据，二线 SSRI 包括舍曲林、艾司西酞普兰或西酞普兰。青少年抑郁障碍的常规起始剂量为：氟西汀 10 mg，舍曲林 25~50 mg，西酞普兰 10 mg，艾司西酞普兰 5 mg。青春期前则使用上述剂量的一半。如果对药物的耐受性良好，但治疗效果不太好，应在 4~6 周后增加剂量。与心理治疗结合使用时，SSRI 是最有效的，这也是推荐家庭参与心理治疗的另一个原因。持续性抑郁障碍（心境恶劣）可用同样的药物治疗，但治疗反应明显较慢（Mcvog 和 Findling，2013）。

易怒或情绪不稳定

　　未成年人可能会因为多种原因而经历易怒或不稳定的情绪（表3-5）。为此，应考虑到其可能存在某种精神障碍——双相障碍、抑郁障碍、焦虑障碍、创伤后应激障碍和对立违抗障碍，因为易怒可能是这些精神障碍的症状。它也可能是物质滥用的症状，对生活环境或虐待的反应，或者是情绪的正常变化。当易怒是主诉时，建议寻找一些线索以明确真正的原因。

表 3-5　易怒或情绪不稳定

诊断分类	推荐的筛查问题
第一考虑	
虐待	"是否有让你感到不舒服或不安全的人或事？"（用于照料者）"你的孩子身上发生了什么不该发生的事吗？"
物质滥用	"你有过吸毒或酗酒行为吗？"
自杀倾向	"是否有过伤害自己的想法？"
可能的常见诊断	
双相障碍	"是否出现过和抑郁相反的症状，比如精力旺盛、睡眠需求减少？如果是的话，你能多告诉我一些当时的情况吗？"
破坏性心境失调障碍	（用于照料者）"你的孩子是否有严重和持续的易怒，以及频繁的脾气爆发？"
抑郁障碍	（用于照料者）"你的孩子是否感到沮丧、抑郁或对过去喜欢的事情提不起兴趣（至少持续 2 周）？"
对立违抗障碍	（用于照料者）"你的孩子是否有挑衅权威人士和对抗的行为，持续至少 6 个月？"
创伤后应激障碍	（用于照料者）"易怒或情绪不稳定是否在提醒或回忆过去的创伤之后会恶化？"

不幸的是，在过去的 20 年中出现了一个严重的误诊问题：长期易怒和不稳定情绪被解释为其患有儿童双相障碍。这通常是不正确的，因为很少有（如果有的话）长期易怒的孩子在成年后被诊断患有双相障碍（Birmaher 等，2014）。除非一个孩子有持续多天的躁狂症状（这代表了偏离正常功能的基线），否则我们不建议对儿童和青少年做出双相障碍的诊断。

在某种程度上，由于人们认为对有长期易怒情绪的儿童有必要下一个诊断，从而更好地识别有生活功能障碍的儿童，因此一种新的诊断应运而生。破坏性心境失调障碍是 DSM-5 中的一个新的诊断，对于那些有 1 年以上严重的日常烦躁情绪和脾气发作的孩子来说，这些症状在其他情况下没有更好的解释。然而，这是一个新的诊断，所以我们对其预后或最佳治疗知之甚少（Roy 等，2014）。实际上，我们认为破坏性心境失调障碍可以被认为是对立违抗障碍的变体，在该病中，情绪症状占主导地位。

即使一个未成年人的易怒情绪不能最终被归入一种特定的 DSM-5 诊断，但是一种治疗烦躁情绪的普遍方法仍然是有帮助的。我们建议加强家庭支持，并就大多数类型的易怒情绪护理提供行为管理培训。在家庭中建立冷静、一致和关爱性的限制及期望，通常会改善行为问题和各种各样的原因所引起的易怒情绪。

有内部冲突的家庭通过家庭治疗或照料者寻求个人支持受益。一旦一个未经培训的家长得到个人支持或专业的帮助，这可能会极大地改善其与孩子的互动。对于那些与照料者缺乏积极互动经验的孩子来说，创造其获得表扬和积极的关注的机会是保证治疗成功的关键。

一对一的咨询治疗适用于所有有易怒症状的心境障碍和焦虑相关疾病（包括创伤后应激障碍）。如果没有明确的诊断，不建议进行药物治疗。

焦虑或回避性行为

当一个孩子正在为焦虑而挣扎时，首先要检查是否是由环境直接引起的。被欺负、经历重大创伤事件或生活在虐待家庭中常会导致自我保护的回避性行为。只有当我们了解到没有现实的威胁并确定孩子的焦虑会导致严重的生活功能障碍时，我们才会考虑焦虑障碍的诊断（表 3-6）。

表 3-6　焦虑或回避性行为

诊断分类	推荐的筛查问题
第一考虑	
虐待	"是否有让你感到不舒服或不安全的人或事？"（用于照料者）"你的孩子身上发生了什么不该发生的事吗？"
欺凌	"有没有其他孩子在戏弄你或者让你感到害怕？"
创伤	"你最近有没有受伤或者出过什么事故？"
自残	"当你感到被压垮时，是否想过伤害自己？"
可能的常见诊断	
广泛性焦虑障碍	"你大部分时间都感到紧张、不安或担心吗？这些担忧会影响你的睡眠或在学校的表现吗？"
强迫症	"是否总有不必要的想法或冲动出现在你的脑海里？你会通过检查或清洁来避免这些不必要的想法吗？"
惊恐障碍	"你是否会突然感到恐惧、身体发抖或心跳加速？你会为了避免惊恐发作而改变行为吗？"
创伤后应激障碍	"你容易受惊或经常做噩梦吗？你会避免回忆起过去的创伤事件吗？"
分离焦虑障碍	"你是否不愿离开家或与父母分离？"
特定恐怖症	"有没有什么特定的事物或情况能让你立刻感到害怕？"

孩子们在正常的成长过程中会有烦恼，比如对陌生人的恐惧、分离、受伤或失败。通过直接面对它们并学会如何处理焦虑情绪是一项重要的任务，一旦掌握了，就能成就未来。家长的焦虑可能会影响孩子，或者导致孩子的回避性行为。例如，家长对正常分离焦虑的不小心强化，可能会使这个问题变成一种障碍，除非家长教给孩子更多有用的策略。

感到焦虑的孩子常常很难找到词语来表达他们的感受。一名报告有胃痛、恶心、胸痛、头痛或疲劳的儿童可能从躯体症状上透露她感到焦虑，这通过一种生物机制，如自主神经改变肠道蠕动或动脉平滑肌的张力。事实上，在初级医疗机构中，寻求精神卫生治疗的儿童和青少年的主诉往往是某种躯体症状。当你听出一种躯体不适背后的任何含义时，应该考虑到其发生的时机。在上学或参加体育活动之前出现的严重的胃痉挛，会有助于识别焦虑障碍。

儿童常见的焦虑障碍包括广泛性焦虑障碍、惊恐障碍、特定恐怖症和分离焦虑障碍。这些疾病可能呈现出发展轨迹，例如在小学阶段的分离焦虑障碍被中学阶段的特定恐怖症所取代，继而变成青少年时期的广泛性焦虑障碍。对一些孩子来说，他们的焦虑症状一直存在，但焦虑的表现形式随着时间的推移而变化。孤立的惊恐发作是一种短期的焦虑症状，可能会与其他疾病（如抑郁障碍）相伴出现。惊恐障碍则不同，伴有对未来惊恐发作的恐惧。

焦虑障碍通常发生于多名家庭成员。因此，当一个孩子被诊断出患有焦虑障碍的时候，其父母双方都有可能患有焦虑障碍。这种家族性倾向可以通过共同的遗传特征发生，也可以通过孩子吸收家长在家庭中产生的焦虑情绪而发生，或者两者兼而有之。在某些情况下，最有效的帮助焦虑的孩子的方法是帮助其家长更有效地管理自身的焦虑，从而为孩子创造一个更加稳定和充满支持的家庭环境。

有效治疗儿童焦虑的策略包括不同形式的心理治疗，在这些心理治疗中，暴露于造成恐惧的东西是最常见的元素（Chorpita 和

Daleiden, 2009）。反复地接触那些没有任何负面影响的所恐惧的事情或记忆，通过重复和重构，将有助于孩子的大脑忘却恐惧。

家长也必须阻止或限制孩子的回避性行为，虽然对恐惧场景的回避可以暂时缓解焦虑，但随着时间的推移，恐惧和焦虑会进一步加剧。例如，如果允许孩子一再逃学，对上学的恐惧感就会增强。多项研究表明，包含舍曲林及氟西汀在内的 SSRI 对治疗不同形式的儿童焦虑障碍有效，且配合心理治疗时使用效果最佳（Mohatt 等，2014）。

强迫症和创伤后应激障碍与焦虑障碍密切相关，目前已列入 DSM-5 中的"强迫及相关障碍"（包括囤积障碍和拔毛障碍）和"创伤及应激相关障碍"（包括急性应激障碍和适应障碍）。焦虑障碍的一线治疗方法（CBT 和 SSRI）对强迫症有明显的效果。研究发现暴露疗法（比如聚焦创伤的认知行为治疗）可有效治疗创伤后应激障碍，但对创伤后应激障碍患儿进行药物治疗的效果不显著。

反复和过度的躯体不适

初级保健从业者发现，在青少年门诊患者中，约有 10% 的患者主要就诊原因是反复发作性头痛、胸痛、恶心和疲劳，而在儿科门诊患者中，光是反复性腹痛就占到主要就诊原因的 5% 左右（Sibler, 2011）。虽然这些躯体症状可能由多种病因所致，但最常见的病因是精神病性的。了解这一点之后，每当我们听到患者报告身心不适时，我们可以考虑是不是由焦虑障碍、抑郁障碍或适应障碍引起的。用于治疗焦虑和抑郁的方法既有效又简单。躯体障碍（躯体症状障碍、做作性障碍、转换障碍）的治疗则更具挑战性，所以应在排除焦虑障碍和抑郁障碍之后，再考虑做出该诊断（表 3-7）。

表 3-7　反复和过度的躯体不适

诊断分类	推荐的筛查问题
第一考虑	
虐待	"是否有让你感到不舒服或不安全的人或事？"（用于照料者）"在你孩子身上是否有过不该发生的事情？"
适应障碍	"在这些症状出现之前，过去的 3 个月里是否发生过让你感到很有压力的事情？"
焦虑障碍	（用于照料者）"你的孩子是否有太多的担忧，让自己变得很痛苦？"
抑郁障碍	（用于照料者）"你孩子的情绪异常沮丧或低落是否已经持续超过 2 周？"
可能的常见诊断	
转换障碍	用于执业医师：当你发现患者运动或感觉功能丧失表现出与公认的障碍不一致时，可考虑该诊断
对自身的做作性障碍	（用于照料者——要求避开孩子询问）"是否怀疑你的孩子可能故意夸大了症状？"
对他人的做作性障碍	用于执业医师：当家长报告孩子出现的症状表现出与公认的障碍不一致时，可考虑该诊断
惊恐发作	"是否突然出现强烈的恐惧感，同时身体颤抖或心跳加速？"
躯体症状障碍	（用于照料者）"你的孩子是否有反复出现的、影响到其日常生活的躯体症状？你的孩子是否过分关注自己的躯体症状？"

　　然而，我们并不赞成在排除所有可能引起躯体不适的原因后，才考虑诊断为躯体症状障碍。对于躯体症状，当代医学过分重视对躯体症状做出生物学解释，通常会忽略其他解释（包括精神病性病因）。躯体疾病诊断先于精神疾病诊断的不良后果如下所述。

- 精神疾病可能被忽略。

- 在经过多种检查和会诊之后，如果得到的答复只有一句"不要胡思乱想"，患儿和家长可能会感到不舒服。

- 家长可能会试图证明症状是"真实存在的",并且坚持要求进行不合适的检测或诊疗程序。
- 对于精神疾病护理或适当的功能辅助治疗的接受度可能会降低。

为了消除这些隐患,我们建议在做初始躯体症状的鉴别诊断时,向患儿及其家长描述精神病性病因,然后可以在诊疗的过程中进行公开讨论。你可以先描述你认为最有可能导致出现躯体症状的心理生物学发生路径。例如,你可以解释压力是如何影响自主神经系统的,自主神经系统可以降低胃液的 pH 值并影响肠道蠕动(导致恶心和腹痛),或者可以改变血管平滑肌的张力(导致头痛)。通过对精神疾病的躯体症状做出生物学解释,患者和他们的照料者将更容易接受 CBT 和放松疗法等干预治疗,因为你已经告诉过他们心理干预可以改变自主神经系统的功能。

患有躯体症状障碍的儿童通常意识不到压力或焦虑与他们的身体体验有关,或者可能无法适当地使用词汇来描述他们的情绪状态(即述情障碍)。童年时期的典型行为模式是,如果一想到要去面临容易紧张的场景,如上学、去他人家里拜访或公开演讲,躯体症状就会加重,如果能够避免接触导致压力的场景,躯体症状则会减轻。具体症状可能会随着时间的推移而改变,幼年时期伴有反复发作性腹痛的儿童在青少年时期可能会出现反复性头痛和疲劳。

对于伴有明显的运动障碍(如单肩瘫痪)或感觉障碍(如腿部失去所有感觉,但反射正常)的转换障碍病例,我们发现最重要的是,应在不指责她表现出生物学上的"假"症状的情况下,帮助孩子消除装病行为。例如,你可以向患者解释,你通过检查没有发现严重的躯体活动困难,且根据你的经验来看,其他有类似症状的青少年都能很快恢复。为了保全患者的面子,你可以告诉她,比如"我相信在很短的时间内你的神经功能会自行恢复,就如四季变换一样",这对患者来说可能会特别有帮助。成功治疗转换症状同样有赖于临床工作中语言表达的艺术性，以及遵循科学依据做出诊断。

为了继发性获益，青少年也可能会故意伪造症状，这是做作性障碍的部分特点。某些照料者可能会歪曲事实、伪造疾病或致使孩子出现患病迹象，这一点让人难以接受，执业医师在诊断对他人的做作性障碍的病例时，需要转变思维来考虑这种可能性。对于疑似做作性障碍的病例，最好全程由执业医师直接就担忧的问题与患者进行沟通，并就这个问题咨询当地专家，然后找到一致认为可行的方式来帮助孩子，避免出现治疗分歧。

睡眠问题

睡眠问题非常常见，5%~20% 的儿童存在睡眠问题（Meltzer 等，2010）。大多数儿童失眠障碍的病因都可以追溯到不良的睡眠习惯，以及照料者没有很好地帮孩子养成就寝习惯。如今电子产品已经占据了人们日常生活的每个角落，这也意味着执业医师不能只是建议患有失眠障碍的儿童不要在卧室里看电视。事实上，把手机带进卧室，浏览手机里的应用程序、发信息和玩游戏更让儿童睡不着。在晚上的某个时段过后禁止玩电脑和视频游戏可以显著提高儿童及其照料者的睡眠质量。

另一个关键的睡眠问题是，无法把躺在床上的行为和睡眠时间联系起来。养成一定的睡前行为习惯有助于向大脑发出入睡信号。不要在床上做与睡眠无关的活动，比如在床上写作业、吃东西、玩耍、和朋友闲聊。对患有失眠障碍的人来说，长时间躺在床上睁着眼睛睡不着，盯着时钟，以及等待自然入睡等行为可能也会干扰睡眠。如果睡意不足，起床享受一段"安静而无聊"的时光，避免接触电子产品，比如坐在椅子上看书，直到困了再上床，这样做可以让失眠障碍患者躺在床上就能睡着。第 14 章中列出了一系列关于睡眠卫生的实践方法。

注意力分散、担忧、焦虑或 DSM-5 中列出的许多不同症状（表3-8）也会影响睡眠。解决虐待、创伤后应激障碍、焦虑障碍以及心境障碍等问题可以显著改善睡眠。在某些病例中，失眠会使心境障碍恶化或长期持续，从而需要通过服药来恢复充足的睡眠，这种方式有助于更快地解决心境障碍问题。

表 3-8　睡眠问题

诊断分类	推荐的筛查问题
第一考虑	
虐待	"是否有让你感到不舒服或不安全的人或事？"（用于照料者）"在你孩子身上是否有过不该发生的事情？"
欺凌	"是否有其他孩子欺负你或让你感到恐惧？"
不良的睡眠习惯	"睡觉前的惯例是什么？睡不着的时候会做什么？"
可能的常见诊断	
广泛性焦虑障碍	"大多数时候你会感到紧张、不安或焦虑吗？这些焦虑会让你无法入睡吗？"
失眠障碍	"在过去的 3 个月里，是否每周至少出现过 3 次入睡困难？"
抑郁障碍	"是否已经有 2 周以上对过去喜欢的事情感到沮丧、失落或提不起兴趣？"
创伤后应激障碍	"是否会避免回忆过去的创伤事件？是否容易受到惊吓或经常做噩梦？"

合理的就寝时间可能是解决问题的关键，照料者不能寄希望于青少年每天都能做到晚上 8 点睡觉，尽管这对幼儿来说可能是合乎常理的。对于伴有长期睡眠时相提前问题（比如很少能在凌晨 3 点之前入睡）的儿童来说，过快调整就寝时间是行不通的，因为重新调节昼夜节律和与睡眠相关的行为需要几周的时间。

阻塞性睡眠呼吸暂停低通气也可能对精神症状造成负面的影响；因此，当多导睡眠图检测出儿童（通常为肥胖群体）有呼吸暂停时，对睡眠呼吸暂停进行治疗可能有助于改善其他精神症状。若扁桃体较大，实施简单的扁桃体切除术或腺样体切除术可能会有所帮助。但是由于并发症的发生率较高，应对为发育中的儿童进行更广泛的上腭或咽部的手术治疗持怀疑态度。

持续气道正压通气（continuous positive airway pressure，CPAP）系统能有效、安全地治疗睡眠呼吸暂停，但事实上，让孩子每天晚上使用 CPAP 设备并不是一件容易的事情，通常情况是 CPAP 设备买回家后被闲置。值得注意的是，如果伴有严重的睡眠呼吸暂停，不建议在夜间使用苯二氮䓬类等强效镇静剂。

家长和患者经常要求开助眠的处方药。采取这一治疗策略需要应对的一些挑战包括治疗效果的有限性，产生心理上的联想（没有药片就无法入睡）、生理上的依赖或药物耐受性，以及可能带来不必要的副作用。如果改善睡眠卫生的措施不起作用，那么对于中重度失眠障碍患者来说，可以考虑进行药物治疗。核心原则是使用非成瘾性的、安全的、副作用少的镇静剂。第二个原则是，如果一个儿童患有失眠障碍且伴有其他精神疾病，那么选择一种可以同时治疗这两种疾病的药物比服用多种药物更可取。

考虑到安全性的问题，抗组胺药是比较合理的一线用药选择。通常来说，每晚服用不超过 5 mg 的褪黑素是安全的，但至少在理论上还存在一定的隐患，可能对其他激素调节系统产生负面影响。其他可供选择的强效镇静剂包括 α 受体激动药（可乐定、胍法辛），每晚服用，除了可以助眠，还可以缓解注意缺陷／多动障碍等其他疾病。如果使用 SSRI 和进行 CBT 之后仍然感到焦虑，且焦虑持续引发失眠，可以服用羟嗪（非成瘾性药物的选择），或试用标示外具有镇静作用的抗抑郁药（如米氮平）。对于重度病例，可能有必要使用低剂量的苯二氮䓬类药物或苯二氮䓬类药物的标示外药物（唑吡坦、扎来普隆）来达到治疗效果。对于需要服用抗精神病药治疗精神障碍的儿童，睡前服用喹硫平或利培酮等镇静剂可以改善共病性失眠。把抗精神病药当作催眠药单独服用是不合适且不安全的（McVoy 和 Findling，2013）。

自残和自杀

在青少年群体中，自残和自杀行为远比我们大多数人想象的还要普遍（表 3-9）。调查研究显示 14%~24% 的青少年报告他们有过自残的行为，以及 6%~7% 的青少年表示他们在过去的 1 年里有过自杀企图（Lewis 和 Heath，2015）。庆幸的是，自杀身亡的情况远比有自杀企图罕见。如果把照料者支开，单独和青少年进行访谈，对于自杀和物质滥用的情况，你更有可能从他们那里获得完整且真实的答案，所以在询问是否有自残行为这一隐私前，应先征求患者的同意。

表 3-9 自残和自杀

诊断分类	推荐的筛查问题
第一考虑	
风险敏感度[a]	"是否想过伤害自己或结束自己的生命？是否做过伤害自己或尝试自杀的事情？目前是否在想怎么自杀？"
当下的触发因素[a]	"最近的人际关系是否出现了问题？或者遇到让自己大失所望的事情？"
当下的支持力量[a]	"在你的生活中，有人给过你帮助或支持吗？"
获取致命的东西[a]	"是否能够很容易弄到枪或药片这些自己觉得可以用于自杀的东西？"
可能的常见诊断	
双相障碍	"是否出现过和抑郁相反的症状，比如精力旺盛、睡眠少，且这种情况至少持续了 1 周？"
持续性抑郁障碍（心境恶劣）	"是否一直感到悲伤或沮丧（1 年以上）？"
抑郁障碍	"是否感到沮丧、抑郁或对过去喜欢的事情提不起兴趣（至少持续 2 周）？"
物质使用障碍[a]	"你有过吸毒或酗酒行为吗？"

注：[a] 和患者单独访谈的时候可以询问这些问题。

询问青少年是否有想过自杀可能会有些尴尬,但当你习以为常就不会了。虽然感觉很尴尬,但是这些问题是不能避免的。因为自杀是导致青少年死亡的三大原因之一,询问青少年是否有自杀企图的重要性不亚于筛查成人是否出现胸痛或呼吸急促。

如果你担心询问自杀问题会带来风险,下面这些可以帮你放轻松。询问是否有过自杀的想法、自杀计划以及过去是否有过自杀行为不仅仅是为了收集基本的诊断信息,同样也是表达你对患者的关心。对于存在自残或自杀倾向的青少年来说,在她的生命中如果有一个人表达出对她的关心,对治疗是有帮助的。

当你询问自杀问题时,我们建议从比较宽泛的问题开始,再逐步具体化。在你询问"你现在怎么样"的问题前,可以先问"你有过……"这一关乎自杀风险的问题,这样能更好地进行访谈。如果你发现患者有自残或自杀行为,那么可以继续询问关于过往自杀行为(对未来行为的最有力预测依据)、当前自残计划和当下压力源的问题,这些关键性的问题能够帮助你及时了解患者的自杀风险。如果你观察到青少年因为不想过早地被发现自杀企图,故而隐藏空药瓶,那么这是一个非常令人担忧的行为。他们很容易接触到并冲动地使用致命的东西,如装有子弹的枪支,这是另一个导致自杀行为的高危因素。

反复出现的自残行为,比如割伤自己,通常是青少年的一种应对机制,一定程度上是为了降低自杀风险。然而,反复出现的自残会增加未来自杀的风险。

未来是否会发生自杀行为的最强预测因素包括有过自杀未遂史、活跃性心境障碍、当前的物质滥用以及有自杀行为家族史。特别是对于青少年来说,重大的丧失性事件或令人失望的事情,比如和男朋友或女朋友分手,或出现严重的家庭冲突,往往是自杀的导火索。近90%的青少年自杀身亡是由枪支或窒息(包括自缢)引起的,因此,这一类的自杀计划最令人担忧(Eaton 等,2008)。过量服药导致自杀的行为更为常见,但致命的可能性也会小很多。

　　在了解了这类病例的整体情况和具体细节之后，我们建议非专业人士谨慎判断何时需要紧急住院。在了解了某一病例所有细节的情况下，儿童心理健康专家在评估风险方面并不比其他人占优势。不同之处在于，儿童心理健康专家善于引导患者说出关于这一情境的细节，最关键的是通过询问来更全面地了解整体情况，而不是听到他们说他们有自杀倾向后就不再询问了。当你了解了某个病例的详细情况之后，如果青少年存在明显的安全风险，你应该考虑让他们接受住院治疗。住院治疗至少在短期内可以保证患者的生命安全，同时开始进一步的护理。

　　反复出现自残行为或明显自杀想法的青少年应该接受精神科的治疗，这显然是目前最有效的治疗方法。如果一个家庭拒绝接受心理健康专家的咨询，你也可以鼓励他们尽可能多地寻求其他社会支持并做好监护安排。

　　药物治疗在短期内无法显著降低自杀或自残风险。然而，如果一个孩子患有抑郁障碍或焦虑障碍，那么如果 SSRI 治疗有效，长期自杀的风险将降低。关于 SSRI 的使用和自杀倾向的更多信息，请参见第 15 章。对于患有严重抑郁障碍的孩子来说，SSRI 配合心理治疗的效果最好。建议对所有有自杀倾向的青少年进行经常性监测并确保环境的安全（即限制接触危险药物和枪支）。

物质滥用

　　任何诊断的关键都是考虑可能性，但这在青少年物质滥用方面（表 3-10）是一个挑战。当我们看到容光焕发的青少年前来就诊，我们很难想象得到他们同时也是物质滥用者。但根据现有的统计数据，我们不得不承认，在美国，青少年物质滥用问题相当常见。美国的一项全国性调查显示，在美国，14~15 岁的青少年在过去 1 个月内的饮酒率约为 9%，16~17 岁青少年为 23%，有大约 7% 的 12~17 岁青少年在过去的 1 个月里吸食过大麻。可卡因、致幻剂和吸入剂也有滥用迹象，但滥用率低于 1%（美国物质滥用和心理健康服务管理局，2014）。

表 3-10　物质滥用

诊断分类	推荐的筛查问题
第一考虑	
安全性 [a]	"是否坐过醉酒或处于兴奋状态的人驾驶的汽车？是否在喝醉或兴奋的时候伤害过自己？是否在喝醉或兴奋的时候晕倒过或做过后悔的事情？"
可能的常见诊断	
物质使用障碍 [a]	"是否有人要求你少饮酒或少吸毒？是否独自一人饮酒或吸毒？是否对酒精、毒品有强烈的欲望，或者最终用量比你最初想得更多？"
物质戒断	"当酒精或毒品的效用渐消时，是否会变得喜怒无常或焦虑？"
物质耐受	"使用同样剂量的毒品或酒精，时间长了是不是就没效果了？"
物质/药物所致的精神障碍	"开始使用后，是否出现了更多的情绪或焦虑问题？"
物质的"自疗"作用	"希望通过酒精或毒品来解决什么问题？"

注：[a] 和患者单独访谈的时候可以询问这些问题。

　　诊断识别应从询问物质使用情况开始，最好是在父母不在诊室的时候询问。对于这方面的情况，我们更倾向于让父母离开诊室，并在其父母不在场时重申适用的保密原则。一般来说，每个人都能理解保密的概念，除非存在重大安全风险，比如昏迷或酒驾。一对一访谈期间也可以讨论其他敏感话题，如自残和自杀。

　　广为推荐的适用于青少年的筛查工具是 CRAFFT（图 3-1），美国儿科学会建议在青少年定期接受健康保健期间使用（Yuma-Guerrero 等，2012）。如果有 2 个或 2 个以上的问题的答案是肯定的，那很有可能存在物质使用障碍（Knight 等，2002）。

尿液药物检测可能有助于评估急性中毒的原因，或可用于在专门的物质滥用治疗方案实施期间进行追踪。然而，不建议将尿液药物检测作为日常护理的一部分，这样反而会削弱治疗联盟的效果。

开始："我会像问其他患者一样，问你一些同样的问题，请诚实作答，我会对你的回答保密。"		
第一部分		
过去的 12 个月里，是否有：	否	是
1. **饮酒**（喝了好几口）？ （家庭饮酒或宗教活动饮酒情况不计入在内）	☐	☐
2. 吸食**大麻**?	☐	☐
3. **使用**过其他任何让自己变得兴奋的东西？（包括违禁毒品、合成大麻、非处方药和处方药，或任何"吸入"的东西）	☐	☐
仅供临床使用：对于第一部分的问题，患者是否有回答"是"的？		
无 ☐ ↓	有 ☐ ↓	
仅询问关于汽车的问题即可	**询问以下 6 个问题**	
第二部分	否	是
1. 是否乘坐过处于"兴奋"状态、酗酒或吸毒的人（包括你自己）驾驶的**汽车**？	☐	☐
2. 是否通过酗酒或吸毒来**放松**，或让自己的状态变得更好，或自我适应？	☐	☐
3. 是否在一个人**独处**的时候酗酒或吸毒？	☐	☐
4. 酗酒或吸毒期间是否会**忘记**某些事情？	☐	☐
5. 家人或**朋友**有告诉过你应该少喝酒或少吸毒吗？	☐	☐
6. 酗酒或吸毒期间是否遇到过**麻烦**？	☐	☐
对于 CRAFFT 中的问题，如果有 2 项（或 2 项以上）回答"**是**"，表明问题很严重，且需要做进一步的评估		

图 3-1 CRAFFT 筛查访谈

资料来源：约翰·奈特（John R. Knight），医学博士，美国波士顿儿童医院，2015。经许可转载。

在过去，重点是需要确定患者对物质是滥用还是依赖。由于这种区分通常是不明确的，并且存在污名化以及法律上的问题，这些单独的物质依赖和滥用的诊断在 DSM-5 中合并为单一的诊断"物质使用障碍"。物质使用障碍的特征包括对物质的使用失去控制，社交障碍，在危险情况下使用或不顾不良后果，以及出现耐受性或戒断症状。换句话说，并非所有使用物质的青少年都患有精神障碍。

应该警惕由物质滥用引起的，和另一种精神疾病相似的症状。镇静剂、催眠药、抗焦虑药和酒精在中毒的时候会导致抑郁，但在戒断的时候又会引发焦虑。刺激性药物（苯丙胺、可卡因）在中毒期间会导致精神障碍和焦虑，但在戒断期间会导致抑郁。这两种药物都会引起性功能障碍和睡眠障碍。抗胆碱药、治疗心血管系统疾病的药物、类固醇、兴奋剂和镇静剂都会导致精神病性症状。尽管青少年声称大麻可以治疗他们的抑郁障碍或焦虑障碍，但实际上，大麻会引起抑郁和焦虑。对于易患精神病的青少年而言，大麻会引发持续的精神病性症状（van Nierop 和 Janssens，2013）。

对于可能由物质引起的精神症状，我们会鼓励青少年进行自测，在特定时间段内（如至少 2 周）不使用该物质，看看会发生什么。大多数由物质引起的精神障碍在物质戒断几周后会有所缓解。对于那些说"我想什么时候停就能什么时候停"的青少年，我们将遵循这一说法，让他们去做，因为这对他们来说是最有意义的，这样做可以起到两个作用：①确定他们的症状是否真的是由该物质引起的；②如果他们无法超过 2 周不使用该物质，那么很显然他们无法控制物质的使用。

对患有物质使用障碍的青少年进行护理，首要的是让他们知道物质滥用的不良后果，帮助他们认识到是什么原因触发了他们使用这些物质，以找到改变的动力，以及让家长也一同参与进来以解决问题。动机访谈、CBT、家庭治疗、同伴监督、正念训练、识别触发因素（从源头切断未来物质使用的可能）、改变同龄交友圈以及在恢复清醒后给予一定的奖励，这些方法适用于对特定的门诊患者进行护理。

进食障碍

　　神经性厌食和神经性贪食等进食障碍可能会不易诊断，因为患有严重进食障碍的青少年通常会试图隐藏自己的症状，即便是他们信任的人直接询问也是如此（表 3-11）。特别是伴有低体重的神经性厌食患者，为了继续坚持紊乱的饮食习惯，他们往往会隐瞒信息，甚至对医生撒谎。治疗师有时根据这些谎言，而不是根据患者自己呈现出来的症状做出诊断。由于存在不一致性，所以通常来说，其他人（即父母和其他照料者）提供的补充信息有助于我们更好地了解症状和行为的程度。进行相关调查也管用。当你了解到一个否认自己催吐的青少年通常饭后就立即跑去洗手间时，你应该研究一下其是否有饮食紊乱或关注自己的体形的情况。请记住，患有进食障碍的青少年经常表现出僵化的思维模式和完美主义。

表 3-11　进食障碍

诊断分类	推荐的筛查问题
第一考虑	
躯体疾病导致的体重下降	"是否出现过反复腹泻？"（炎性肠病） "是否明明想保持体重，但体重却在下降？"（内分泌紊乱/恶性肿瘤）
自残 [a]	"是否想过伤害自己？是否伤害过自己或试图自杀？"
可能的常见诊断	
神经性厌食	"是否担心控制不住吃得太多？你更喜欢一个人吃饭吗？"（生长曲线呈现出体重不正常地下降或无法适当增加）
神经性贪食	"是否经常觉得吃得过多又觉得需要再多补充食物？平时是否使用泻药或有饭后呕吐？"
抑郁障碍	"是否已经有 2 周以上感到沮丧、抑郁或对过去喜欢的事情提不起兴趣？"
物质使用障碍 [a]	"是否吸食过毒品或有酗酒史？"

注：[a] 和患者单独访谈的时候可以询问这些问题。

产妇心理健康

产妇围产期抑郁障碍很常见，在发展中国家中（见于约 1/5 的产妇）比发达国家中（见于约 1/10 的产妇）更为常见（Paschetta 等，2014）。新生儿母亲患抑郁障碍的风险随着贫困、缺乏伴侣支持、意外妊娠和家庭暴力等压力因素的增加而递增。当一位女性在妊娠期间出现抑郁症状时，她出现产后抑郁的概率会增大，因此建议对这些家长提高警惕。

在理想的情况下，产后产科护理和婴儿第 1 年的健康管理服务包括对母亲的抑郁和焦虑问题进行筛查（表 3-12）。可以通过访谈的方式，询问婴儿母亲的心理健康状况（有助于传达其重要性），并且可以在日常的门诊护理过程中通过简单的评分量表（如患者健康问卷或广泛性焦虑障碍量表）做辅助性的筛查。虽然疲劳和睡眠不足通常与母亲这一角色有关，但仍然需要考虑其可能存在潜在的抑郁障碍。

表 3-12　产妇心理健康

诊断分类	推荐的筛查问题
第一考虑	
自杀倾向	"是否一直有自杀的想法？"
精神病	"是否存在幻听或担心自己的头脑在捉弄自己？"
儿童安全	"是否担心自己可能会故意伤害孩子？"
可能的常见诊断	
焦虑障碍	"大部分时间都会感到紧张或担忧吗？焦虑会影响你的睡眠吗？"
抑郁障碍	"是否已经有 2 周以上感到沮丧、抑郁或对过去喜欢的事情提不起兴趣？"

家长保持良好的心理健康对孩子至关重要。当家长在心理问题上苦苦挣扎时，可能会损害孩子的身体状况（身体欠佳、增重不良）、

认知状况（发育里程碑延迟、注意力受损）、社会发展（对立违抗障碍、品行障碍）、行为（哭闹频繁、易怒、挑战性气质）和情绪发展（抑郁、焦虑）（Satyanarayana 等，2011）。在极少数情况下，家长的心理健康状况会严重到发展成精神病，并对孩子造成实质性的伤害。

研究发现，在孩子早期发育阶段对家长的心理健康问题进行治疗，会对孩子的心理健康产生积极的影响。当患有精神病的家长得到照顾时，这会使孩子的脾气变得更加随和，这将使得一个家庭常年受益（Hanington 等，2010）。

对家长或照料者进行治疗，应首先解决生活压力源的问题，从轻度压力事件（如洗衣服或打扫卫生）到重度压力事件（如失业、和同伴关系不好），都可能成为压力源。利用对家长的个人护理系统给予其更多的支持，并且认真对待她的痛苦就足以带来积极的改变。心理治疗适用于出现抑郁障碍、广泛性焦虑障碍或其他严重障碍的病例。

决定在产后使用精神药物，这和在其他时候选择用什么方法治疗心理健康问题相类似。通常来说，精神药物通过母乳传播的概率非常低，不会对母乳喂养的孩子产生任何影响，但锂盐除外（Davanzo 等，2011）。通常来说，SSRI 和心理治疗相结合对治疗中重度抑郁障碍的起效速度最快，所以可以经常使用这种方法（Lanza di Scalea 和 Wisner，2009）。

妊娠期间的药物选择必须经过更仔细的权衡，因为特定药物可能会对发育中的胎儿有影响。更为保守的建议是避免使用锂盐，因为存在导致胎儿三尖瓣下移畸形的风险，但最近的研究（Pearlstein，2013）发现三尖瓣的先天性缺陷比以前想象得更为罕见。妊娠期锂盐的服用需要谨慎且遵医嘱。另外，我们不建议使用丙戊酸钠，这是一种致畸药物，母亲在妊娠期间使用会造成孩子出现神经发育障碍。虽然说妊娠期使用 SSRI 导致新生儿出现低出生体重或肺动脉高压的风险很少见，但曾有过相关的报道，这意味着 SSRI 应该仅考虑用于治疗严重的抑郁障碍和焦虑障碍病例（Pearlstein，2013）。

当家长患精神病或出现自杀倾向时，应该考虑住院治疗。

第4章

15分钟儿科诊断性访谈

即使是经验丰富、最有技巧的执业医师，也希望至少有30分钟的时间进行心理健康诊断性访谈。要确定一个人的性格特征、认知能力和情绪健康是比较困难的，尤其是对于儿童或青少年。那么，为什么还要探讨15分钟诊断性访谈呢？

短时间的心理健康诊断性访谈效果并不理想，但实际上，未成年人每天都在接受这样的访谈。通常初级医疗机构和急诊科的执业医师需要进行非常快速的访谈。初级医疗机构的儿科执业医师需要每天评估多达30名儿童，因此留给每个患者的时间只有大约15分钟。急诊科的执业医师也因情况紧急而需要迅速评估患者的心理健康问题，特别是在压力最大的夜班期间。

若患者或其家属注重身体健康的问题，实施心理健康评估的时间则会进一步受到限制。当你在评估期间识别出精神问题时——腹部隐痛之前出现的焦虑或者以头痛为表现的烦躁，你可能只剩几分钟的时间来进行全面的心理健康诊断性评估。当医生把手放在门把手上准备离开诊室时，患者还可能会说"哦，顺便提一下……"，这时重大的心理健康问题才看似呼之欲出。

执业医师经常发现其可用的时间受到某些限制，所以思考如何最有效地利用少量的时间是十分有用的，这有助于提高治疗儿童和青少年精神问题的质量。

以下5个步骤是对儿童或青少年进行集中性心理健康诊断性评估的有效方法。即使在时间有限的情况下，你也可以通过以下5个步骤来建立治疗联盟，并制订初步的治疗计划。

（1）采用经验证过的工具预筛心理健康问题。

（2）识别主要问题。

（3）识别和解决安全问题。

（4）诊断潜在或未特定的疾病。

（5）建议进入下一步骤。

步骤 1：采用经验证过的工具预筛心理健康问题

我们建议将在访谈前使用评估工具视为对儿童进行检查和诊断的标准步骤，尤其当主诉症状为精神或行为健康问题时。评估前筛查工具的使用人员包括患者及参与治疗的执业医师，使用这些工具可使关于精神问题的对话正常化，并帮助你识别主诉。有几种针对各种心理健康问题的简易筛查工具可供选择。一个例子是 DSM-5 一级跨界症状量表，其以简短的形式列出了 DSM-5 中主要精神障碍的选定症状。该量表有两个版本，分别针对 6~17 岁患者的照料者以及 11~17 岁的患者。这些量表是免费的，可供临床反复使用，具体细节请参见第 10 章"挑选的 DSM-5 评估量表"。我们还建议考虑使用儿科症状一览表或长处和困难问卷，这是另外两种简易但应用广泛的评估量表，对于初级护理医疗环境中的儿童来说具有评估价值。

无论在实践中选择何种筛查工具，你都应该熟知其评分系统。大多数筛查工具均具有高灵敏度，它们旨在识别任何可能有特定疾病但特异性较低的个体，这意味着这些工具会识别出一些需要额外被关注的人，虽然这些人最终发现并未患有此病。某些类别中的阳性结果可能提示应采取后续措施，例如，如果 DSM-5 一级跨界症状评估中注意力涣散分数较高，则须采用 DSM-5 二级注意力涣散评估量表来进行进一步评估。后续措施可以提高临床效率，若随访患者，这些经验证过的量表可用于衡量治疗反应、复发和恢复情况。至少，筛查的结果也可用于打开话题："在问卷中，我看到你有一些关注的问题，你能跟我详细谈一谈吗？"

虽然对于快节奏的护理机构来说，使用简易而应用广泛的筛查量表可能是最好的，但是如果时间和情况允许，应该考虑采用更详细的症状一览表。例如，儿童行为评估系统（Reynolds 和 Kamphaus，1998）和儿童行为检核表（Achenbach，1991，1992）等，这些工具需要照料者花更多的时间来完成填写，需要从业者花更多的时间来评分和解释。但是，一旦完成之后，这些工具会产生可靠且更全面的有关未成年人的问题的评估结果。

如果你事先没有意识到心理健康问题的存在，当此类问题出现时，你可以选择中断访谈，并要求在症状筛查信息完成后再继续。例如，你可以说："鉴于你刚才提出的问题，你能花点时间来填写这些信息吗？我稍后会来和你讨论更多有关问题。"采取这种方法，你就可以在这段时间里先见下一个预约的患者，甚至可以让助手在这段时间里完成问卷评分。

当你识别出某个特定的心理健康问题后，一个聚焦疾病或症状的评估量表可用来提供更好的诊断信息。聚焦某个具体问题的 DSM-5 量表包括适用于家长或儿童的二级跨界症状量表，其用于分类以下症状：愤怒、焦虑、抑郁、注意力涣散、易怒、躁狂发作、睡眠障碍、躯体症状和物质使用。第 10 章简要讨论了这些量表。其他聚焦于症状的量表已经经过验证和诊断分值的规范化，这些量表在第 11 章 "评估量表和替代诊断系统" 中进行讨论。这些量表得出的阳性结果更有力地提示，特定的诊断的确存在，但是对诊断工具的使用最终取决于医生的谨慎判断。

即使是最好的评估量表和症状一览表本身也存在缺陷，所以了解它们的局限性十分重要。它们可能被不正确地解读，漏掉关键症状，或因未成年人及照料者夸大或低估症状的倾向而受到影响，或者被评估者可能存在说谎的情况。这就是为什么所有调查和问卷完成后必须进行个人诊断性访谈，这样才能获得更完整和更可靠的结果。例如，如果我们发现某个青少年在其评估量表上否认有抑郁症状，但其有退缩行为，说话声音低沉，并且描述了绝望的感觉，那么无论症状一览表的分数如何，都必须考虑抑郁障碍的可能性。

步骤 2：识别主要问题

一旦完成相关评估量表并打分，简短访谈的下一步就是要确定未成年人和照料者的主要关注点，以便进一步调查。要确定主要关注点，可以简单明确地询问："你今天最关注的是什么？"

一次简短的调查难以处理大量无限制的关注点或诉求，即使这些关注点最终与同一诊断相关。例如，一个家庭可能会将睡眠问题、学习成绩不佳、自残行为、易怒以及与兄弟姐妹之间的冲突视为相互独立的关注点。如果你把其中的一个问题（比如自残）确定为当天的主要关注点，而其他的关注点，比如兄弟姐妹之间的冲突，可能需要在另一次访谈中得到解决，那么 15 分钟访谈可能会更有成效。

自身谨慎判断是关键。例如，如果患者和其照料者最关注睡眠障碍，但是筛查工具或检查结果提醒你注意安全问题，你必须向他们解释睡眠障碍虽然很重要，但是患者的安全问题是目前最主要的问题。

让患者和其照料者各自确定一个主要的关注点，能帮助建立治疗联盟，提高对评估和治疗的参与度。当患者和其照料者相信你真正理解了其主要担忧时，他们更有可能参与治疗，并遵循你所建议的下一步治疗。

步骤 3：识别和解决安全问题

任何心理健康评估，无论多么简短，均应包括安全评估。如果你发现了安全问题，近期护理计划则需要考虑如何降低或消除这种风险。

- 在评估抑郁时，如果你怀疑可能会发生自残或自杀行为，则应询问："你有没有想过伤害自己？你曾经故意伤害过自己吗？"
- 如果虐待或忽视可能与报告的症状有关，则应询问："有什么让你感到不舒服或不安全？有人试图伤害你吗？"
- 如果这个孩子有可能对别人构成危险，则应询问："你有没有故意伤害过别人？你现在打算这样做吗？"

步骤 4：诊断潜在或未特定的疾病

通过询问患者及其照料者主要关注点的情况和细节，并回顾评估工具的评估结果，医生通常可以在 15 分钟内得出可能的诊断。除了最明显的诊断之外，确认所有诊断需要花更多的评估时间或需要预约后续访谈来明确。例如，你可以在 15 分钟内确定一个孩子有严重的发育障碍，从而诊断出未特定的神经发育障碍。然后，在下一次访谈中，你会更详细地询问，以进一步完善诊断，将该诊断转变为更特定的疾病，如语言障碍或孤独症谱系障碍。

第 3 章 "常见的临床问题"概述了当面对常见儿科问题时，你可以考虑使用的诊断方法和一些特定的筛查问题。

随着对常见临床问题关键方面的了解和掌握，快速评估会更富有成效。这与其他医学学科没有什么不同，对疾病的简要理解能用于指导临床怀疑。当一个成年人报告有胸痛，疼痛向下放射至左臂，我们会怀疑是心脏病发作。当一个发热的婴儿用力拉扯他的耳朵，并表现得暴躁时，我们会怀疑是耳部感染。通过类似的方式，我们可以学会识别心理健康问题的基本模式。当一个孩子持续几周情绪低迷，对他通常喜欢的活动和朋友失去兴趣时，我们怀疑他患有重性抑郁障碍。为了帮助你考虑临床怀疑，表 4-1 列出了常见的精神疾病和简短说明。更多信息请参见后面的章节。

表 4-1　关于儿童常见 DSM-5 诊断的简短说明

诊断	说明
注意缺陷 / 多动障碍	发育不良和持续发育困难导致注意力不集中和（或）多动症状，这些症状出现在多种情况下
神经性厌食	限制性进食和回避性进食，通常伴有避免肥胖的愿望。尽管有不良后果，该愿望仍然存在
孤独症谱系障碍	一种发育不良且持续存在的模式，主要损害社会关系并限制兴趣和行为
双相障碍	数天内间断情绪高涨，思维敏捷，睡眠需求减少，精力持续旺盛，有冒险行为
神经性贪食	连续 3 个多月经常暴饮暴食，随后有强烈的弥补心理（如催吐或使用泻药）
品行障碍	1 年中一再发生严重违反社会规则和侵犯他人权利的行为
遗粪症	伴随心理适应问题出现的不良性大便失禁，通常由慢性便秘引起
广泛性焦虑障碍	持续性、弥漫性、多变的忧虑已超过 6 个月，且将持续更长时间，可能会导致紧张、疲劳、易怒和注意力低下等症状
重性抑郁障碍	情绪低落（或易怒），伴有自主神经系统症状（如注意力低下、精力不足、睡眠或食欲改变），持续时间超过 2 周
强迫症	内心反复重复无用想法和（或）持续重复特定类型的行为或心理活动（如清洁、计数）
对立违抗障碍	对成人规则和要求表现出与发育不适当的反对和蔑视，持续时间超过 6 个月
惊恐发作	突然的担忧或恐惧，伴有心率加快和生理唤醒等躯体症状（如果担心反复发作且影响功能，则考虑为惊恐障碍）
恐怖症（社交或特定恐怖症）	对某个物体或某种情况过度恐惧，有回避行为并产生痛苦，导致功能失调，持续时间超过 6 个月
创伤后应激障碍	创伤性经历导致对创伤暗示的回避行为、对未来威胁的过度警惕以及拒绝再次经历（包括噩梦）的心理，持续时间超过 1 个月

　　注意该描述是对行为和症状的描述。单独来看，这些行为并不代表诊断。在 DSM-5 诊断系统中，任何一系列行为和症状都必须满足 2

个条件，才能符合精神疾病的诊断标准。

（1）它们会导致严重的功能障碍。

（2）无法用另一个病因对其进行解释。

第二个条件非常重要。儿童在并未患有注意缺陷／多动障碍的情况下，可能因多种原因而出现注意力不集中，而青少年在并未患有重性抑郁障碍的情况下，可能因为多种原因而悲伤。如果这些行为和症状不会严重损害功能，或者可以用其他病因来更好地解释，就不应该进行正式的心理健康诊断。你可以对儿童或青少年进行随访，观察这些症状如何随时间的推移而发展。

根据 DSM-Ⅳ（美国精神医学学会，1994），不符合完整诊断标准但仍然符合前述两种情况的疾病可归为其他未注明的（not otherwise specified，NOS）情况。DSM-Ⅳ的 NOS 诊断可使临床医生对与特定诊断表现不一致的患者进行初步治疗。此种异质性阻碍了调查和流行病学研究，并降低了诊断的临床实用性（Fairburn 和 Bohn，2005）。这类诊断标签经常用于儿童和青少年。例如，在最近针对美国医生门诊的全国调查中，因心理健康问题就诊的人中有 35% 的患者被诊断为儿童和青少年 NOS，并且据研究者分析，门诊的 NOS 诊断数量在过去 10 年中成比例地增长（Safer 等，2015）。随着时间的推移，NOS 诊断往往不可靠且无效，因此不利于实施持续的治疗计划。

为了改变这一趋势，DSM-5 取消了"NOS"这一标注，改为"**其他特定的**"和"**未特定的**"疾病。DSM-5 各章中关于未特定的疾病和其他特定的疾病的标准比 DSM-Ⅳ中相应的 NOS 章节更详细。一般来说，当一个未成年人出现了精神障碍的症状，导致产生严重抑郁，但不符合指定诊断的全部标准时，建议执业医师考虑"**未特定的**"诊断。如果执业医师希望告知儿童或青少年其症状不符合标准的具体原因，则鼓励执业医师采用"**其他特定的**"诊断。在 15 分钟诊断性访谈中，执业医师更有可能得出未特定的诊断标签，而不是完整的诊断，但这也提醒需要进一步澄清诊断。儿童和青少年应该获得尽可能精确的诊断。

步骤 5：建议进入下一步骤

治疗与转诊的决定最终取决于患者因素（如诊断和病情严重程度），患者的治疗需求与你作为执业医师的能力之间的匹配度，以及所在社区的可用服务类型。

治疗转诊

对于有中重度心理健康问题的儿童或青少年来说，转诊至技能熟练的心理健康治疗师是非常必要的。说明为什么你认为应去看治疗师会有所帮助，可能会增强患者和照料者接受转诊的动机。如果照料者对与心理健康医生合作持保留意见，做以下说明将有助于解决这些问题，使转诊正常化，如"如果认为你需要配一副眼镜，我会让你去找相关专家检查你的视力；同理，我建议你去看心理健康专家，来解决我们共同确定的问题。"

家庭和自我干预

对于严重程度较低的问题，对患者和其照料者在家里的行为提供指导或指导进行生活管理也许更加合适。指导如何改善睡眠卫生、管理问题行为，或通过生活适应教育来帮助未成年人是大多数初级护理医生的日常工作，我们在第 14 章"心理社会干预"中对此提供了一些指导。提供讲义、书籍、视频或网站，使其家庭成员在访谈后获得额外的指导，可能也有所帮助。

教育评估

对于在学校中有困难的孩子，学习障碍是考虑的诊断，我们主张进行教育测试。这样做可能需要鼓励家长向孩子所在学校提出书面申请，要求进行学习障碍评估，这在某些国家（包括美国）是必须的。

早期干预服务推荐

对于有发育问题的年幼儿童，应让其参与当地的早期干预项目。在美国，这类项目包括联邦政府资助的"从零到三"项目或由学区资助的 4~5 岁儿童计划。

安全计划

对于存在严重自杀、故意杀人风险或其他与行为相关的安全风险的患者，应与当地心理健康危机干预机构共同探讨采取近期的安全计划或住院治疗。对于轻度风险患者，如不伴自杀想法或计划的抑郁障碍患者，父母适当的监督和监控足以发现所有恶化风险。

药物治疗

仅在 15 分钟评估后就推荐一种新的长期服用的精神药物，通常是不合适的。不过可短期尝试使用非处方药，例如用褪黑素来缓解失眠，这种短期应用导致药物副作用的风险较低。但是，在第二次访谈或者经长时间评估确诊后，开处方药可能更妥当。每当怀疑存在双相障碍或精神分裂症等精神障碍时，应立即将患者转诊至精神专科医生。

后续访谈

如果你发现了某个心理健康问题，建议开展后续访谈。这可实现以下几个目的。

- 有足够的时间来更好地完善诊断。
- 围绕问题与你所处的治疗联盟中的成员进行沟通。
- 跟踪初始干预的反应，以便调整治疗计划。
- 识别转诊计划中的任何问题，创造机会解决问题。

第5章

30分钟儿科诊断性访谈

　　每次与一个有精神困扰的未成年人进行访谈都是一次独特的体验。有时，你需要安抚一个尖叫的孩子；又或者在你问任何诊断性问题之前，需要让一个不想开口的青少年有一个预热过程以使其开口交谈。在这种时刻，很多时候你会感觉自己是在浪费时间，尤其是当你还要接诊其他人或者有其他的任务的时候，你可能会为这个过程感到厌烦。然而，优秀的咨询师会学会把这些时刻看作是咨询本身的一部分。他们观察并倾听儿童或青少年的情况，以了解他们的痛苦是内在的还是外在的，以及是什么事件使她陷入这种痛苦，并且脱离了与医生的接触。

　　每一个未成年人都是独一无二的个体，所以当我们看到我们面前的儿童或青少年的时候，都意味着即将开始一段全新的相遇，而不能用以往的经验来处理。在访谈中我们会使用不同的策略，适当的策略取决于不同的因素，包括孩子的年龄和发育状况，访谈的地点，我们对患者的熟悉程度，患者的幽默感，以及其他许多变量。当见面时，在向患者介绍自己之前，我们可能想知道她已经等了多久，之前和谁在一起。一个在候诊室里平静地坐了15分钟的孩子，与另一个在急诊室已经等了几个小时才见到你的孩子，可能会有不同的需要。当我们遇到一个患者时，我们更倾向于用一个儿童或青少年非常感兴趣的话题来展开谈话。如果一个小孩子带着毛绒玩具，或者穿着一件色彩鲜艳的衬衫，我们就会问有关毛绒玩具或者衬衫的问题。如果一个青少年带来了一本书或正在听音乐，我们可以请她描述一下这本书或她在听的歌曲。关键并不是要对一个未成年人所呈现的对动物、服装、书籍和音乐的偏好或者选择作出审美方面的判断，而是要去理解她的想法。

开场的时候，询问患者有意（或无意地）向你展示的信息，可以拉近距离感，这对在医生和患者之间建立起一个治疗联盟非常有帮助。想象一下，如果你走进一家医疗诊所，第一次见到你的医生，而你的医生开始跟你谈论的问题完全只是出于她自己的兴趣，却不讨论任何你感兴趣的东西。和大多数人一样，你一定会觉得被忽视了，而且很可能不愿意接受医生的治疗。现在再想象一下，如果你去诊所遇到了另一位医生，她知道你的名字，并正确地叫出来，然后问你是怎么来的。你可能会更关注这位医生和她的治疗。那么同样的道理，你作为医生的话，也应该向你所遇到的儿童和青少年患者表现出同样的礼貌。

我们喜欢在每次访谈开始时介绍自己，询问来访的未成年人的名字，并且评估她对这次会面的期望，解释一下可能存在的任何误解，并让对方知道这次会面会持续多久。一般是照料者，而不是未成年人自己完成了大部分的评估，所以我们可以在口头上承认这一点。比如："所以，你的妈妈想让你来看我。"这样直接的口头上的坦诚能给来访的未成年人展示我们的真诚，你可以通过她的眼睛看到一些有用的信息。

当访谈的时间限制在 30 分钟以内，我们相信你可以成功地建立一个治疗联盟并进行一次诊断性访谈。在解释如何做到之前，我们想提供一些忠告。

- 对于任何精神病学检查，如果是从单一来源获得所有信息，那么这样的检查都是不完整的，在对儿童或青少年的访谈中尤其如此。你应该向正在访谈的人透露你将会和她的一些成年照料者谈论她的健康状况，以及你将要讨论的问题。关于用于对成年照料者进行访谈的工具，请参见第 3 章 "常见的临床问题"和第 10 章 "挑选的 DSM-5 评估量表"。

- 一次成功的精神检查，应该最终能探寻到一个人的内心世界。未成年人的思想、冲动和愿望可以通过多种方式表现和表达出来。在接下来的内容中，我们提供的访谈方案，最适合那些能够承受直接提问的未成年人。当我们访谈的孩子或青少年因为年龄、缺陷或兴趣而不能承受直接提问的时候，我们建议将重点放在检查的最重要部分，并将剩余的时间花在发展治疗联盟上。

- 在有技巧的精神检查中，总是会涉及能定义被访谈者的存在的一系列人际关系。对于儿童和青少年来说尤其如此，因为他们对他人的依赖比成年人更明显。在每一次访谈中，我们都应问这样的问题："你和谁住在一起？""你的每一天都是怎么度过的？""你觉得在乎你的人是谁？"以及"你最能够信任的人是谁？"。这类问题自然会指向关于被访谈者的照料者的一些其他的关键问题。

考虑到这些忠告，关于使用 DSM-5 诊断标准进行诊断性访谈，我们提供以下的指南。访谈并不涉及那些在儿童和青春期都不常见的 DSM-5 类别，比如神经认知障碍、赌博、性欲倒错、人格障碍和性功能失调。（不过，我们确实在第 10 章为评估人格特质提供了指导。）我们已经将一个标准的访谈版本传授给了学生、居民、研究员和教师们。在你养成一个有经验的从业者的习惯之前，练习进行结构化的访谈是很有帮助的。这有助于你在询问有关亲密关系的问题时变得得心应手，让你记得给所有的患者筛查主要类别的精神疾病，并养成良好的访谈习惯。

当然，一个结构化访谈也有它不利的一面。我们有时会看到医生们只是在一条条地读那些事先准备好的问题，中途甚至没有停顿，而正常情况下人们说话都会有停顿，有的医生们甚至在这个过程中都没有看着患者。在《DSM-5 诊断性访谈速查手册》（Nussbaum，2013）中，我们称这些类型的访谈者为"精神科机器人"，他们会问这样的问题，如"我听说你有自杀倾向，但你能把'世界（world）'一词倒着拼写吗？"——这种询问说明访谈者过于关注结构化访谈，而不是面前的被访谈者。这类访谈者会说话生硬，固守程序，当你亲眼见到他们的时候，你会想知道他们的哪个关节需要先涂上润滑油。不过，在我们的职业生涯中，我们都曾做过精神科机器人式的访谈。我们编写这本指南，正是为了让你能从我们的错误中吸取教训。

我们发现（并且目前仍然认为）为访谈提供合适的结构具有挑战性。一个容易激动的人需要冷静下来，一个悲伤的人必须被鼓励，有时同一个人在同一场访谈中需要这两种对待。幸运的是，你总是有最好的向导：坐在你面前的患者。跟随她的指引，观察她的身体语言。如果她看起来不感兴趣，那么是时候改变你的方法了。

当你使用这个诊断性访谈时，努力在变成一个精神科机器人和保证遵循一个正式版本之间达到平衡，直到形成一种习惯。起初，30 分钟的诊断性访谈似乎是被迫的，但逐渐地，它为谈话式访谈提供了基础。不管患者有多心烦，好的访谈者总是会给被访谈者几分钟的时间来表达自己的想法。然后，他们总结和澄清患者的顾虑，并根据需要组织精神检查，调整访谈的结构和语言，以满足患者的需要。他们会清楚、简洁地提问。如果患者的回答较模糊，他们就会进一步明确患者想表达什么。如果她仍然回答得含糊不清，他们会探究原因。他们不会修改主题，但会使用过渡性声明，比如"我想我理解这一点，但另外一点呢？"有提前准备好的问题是有帮助的，这就是为什么我们建议使用这种结构化访谈，直到它变成一种习惯。然后你可以用这些问题来发展谈话式的访谈方式，让患者讲述她的故事，并和她建立一个治疗联盟，逐渐深入了解她的思维过程，收集需要的临床数据来做出准确的诊断。当你这样做的时候，你可以通过让陌生感变成熟悉感来拉近与患者的距离。

30 分钟儿科诊断性访谈的概要

这个访谈大纲标明了访谈的每个部分所占用的时间、对访谈者的建议，以及访谈者要问的问题（楷体）。

第 1 分钟

向患者介绍自己。问她想让你怎么称呼她。设定你的访谈时间和对你将要完成的事情的期望值。向青少年描述保密原则和限度，比如*"我们谈论的内容将会保密，除非你的安全有风险，我们会和你的父母讨论如何最好地保护你的安全。"*然后问，*"你为什么今天在这里？"*

第 2~4 分钟

倾听

患者的不间断的讲话能够提示她的精神状态，引导你询问病史，建立治疗联盟。当她说话的时候，听听她陈述的内容和陈述形式。她在说什么或不说什么？她是怎么说的？她的陈述如何与她的外表相匹配？尽管你可能会想打断或开始提问，但如果你比较有经验，你会发现让这个人在一开始的时候不被打断地讲话会给你更多关于她的信息。当你下次说话的时候，试着让你的问题都是积极的和开放的，比如*"你说到……你能多告诉我一些吗？"*根据疾病的性质，有些人可能无法填补这段时间，他们不能这样做也提供了关于他们的精神状态和精神痛苦的有价值的信息。当这个人不主动说话时，你可能不得不使用提示，并进入讨论当前疾病病史的阶段。

第 5~12 分钟

当前疾病的病史

你的问题应该遵循 DSM-5 的标准，如第 6 章 "DSM-5 儿科诊断性访谈"所述。另外,你应该关注最近发生了什么变化。当你这样做时,还须寻求产生这种变化的内在原因。患者当前的痛苦是什么时候开始的?她最后一次在情绪上感觉良好是什么时候?她能说出任何诱发、缓解或使之持续的事件吗?她的思想和行为如何影响她的社会心理功能?患者如何看待她目前的工作水平,以及目前状况与几天、几周或几个月前的情况有什么不同?

精神病史

"你是什么时候第一次注意到症状的?你第一次寻求治疗是什么时候?你是否经历过完全的恢复?你曾经住过院吗?有多少次?住院的原因是什么?住院的时间有多长?你接受过门诊治疗吗?你可曾服用药物治疗精神疾病?哪一种药物感觉最有效?你出现过任何药物的副作用吗?停止用药的原因是什么?你服用了多长时间的药物?你服药的频率是多少?你知道你目前服用的药物的名称和剂量吗?"

安全

学生和受培训者可能会在问这些问题时感到不舒服,可能会担心他们会让患者感到不安,甚至会让患者知道如何伤害自己或他人。这些担心在很大程度上是没有根据的,通过实践,你会发现这些问题变得更容易问了。重要的是要记住,未来行为的一个最强的预测因素是过去的行为,因此,询问既往的关于自己和他人的暴力事件对于总体风险评估是必须的。"你经常考虑伤害自己吗?你是否曾经伤害过自己,比如割伤或击打?你可曾试图自杀?你做过多少次尝试?你做什么了?在这些尝试之后,你接受了哪些医疗或心理治疗?你是否经常心烦,以至于你威胁要伤害他人、动物或财产?你曾经伤害过他人或动物,毁坏过财产,欺骗过别人,或者偷过东西吗?"

第 13~17 分钟

系统审查

系统的精神症状审查是对常见的精神症状的纵览，这些症状可能在当前的病史中并未显现出来。如果一个人对这些问题的回答是肯定的，那么应该进一步探索 DSM-5 的标准，就像第 6 章所做的那样。

心境　"你是否感到悲伤、忧郁、沮丧或易怒？如果是这样的话，这种感觉会让你很难去做事情、集中注意力或好好睡觉吗？你大部分时间都在生气吗？是否有那么一段时间，你的情绪非常快乐，你更加自信，比平时精力更充沛？如果是，你能描述一下发生了什么吗？"（参见第 6 章中"抑郁障碍"或"双相及相关障碍"的部分。）

精神病　"你见过别人看不到的景象或其他东西吗？你有没有听到过别人没有听到的声音？你是否曾经觉得有人在跟踪你或者试图以某种方式伤害你？你是否曾觉得自己拥有特别的力量，或者从广播或电视中能找到特别的和你有关的信息？"（参见第 6 章中"精神分裂症谱系及其他精神病性障碍"部分。）

焦虑　"你比其他同龄的孩子更充满忧虑吗？人们说过你太忧虑或者太害羞吗？当你独自一人或远离家人时，你会感到害怕吗？你害怕去上学吗？你很难控制或停止你的忧虑吗？是否有特定的让你感到焦虑或害怕的事情、地点、情况？你有没有突然无缘无故地感到害怕、紧张或焦虑？如果是的话，你能告诉我吗？"（参见第 6 章中"焦虑障碍"部分。）

强迫观念和行为　"你是否曾经在脑海中出现过不想要的想法或画面，重复着你无法摆脱的想法？你是否需要反复检查、清洁，只为了感觉舒服？"（参见第 6 章中"强迫及相关障碍"部分）。

创伤　"你经历过的最糟糕的事情是什么？有没有人曾经用你不想要的方式碰过你？你是否曾经觉得自己的生命处于危险之中或者认

为自己会受到严重的伤害？你是否有过不愉快的记忆，让你难以入睡或感觉不好？"（参见第 6 章中"创伤及应激相关障碍"部分。）

分离　"人们会说你总做很多白日梦，或看起来有些恍惚吗？你可曾忘记过时间，并且不确定自己在那段时间做了什么？你是否曾经觉得自己站在自己的身体外面看着自己？"（参见第 6 章中"分离障碍"部分。）

进食和喂食　"你是否会避免特别的食物对你的健康或体重产生影响？你是否担心失去控制吃了太多食物？"（参见第 6 章中"喂食及进食障碍"部分。）

排泄　"你有把尿或粪便洒在衣服或床上的问题吗？"（参见第 6 章中"排泄障碍"部分。）

关注身体健康　"你比其他孩子更担心自己的健康吗？你经常因为感觉不舒服而错过上学吗？你是否经常比大多数未成年人更容易生病？"（参见第 6 章中"躯体症状及相关障碍"部分。）

睡眠　"你是否会挣扎着入睡，或在夜里醒来？你经常在白天感到困倦吗？有人说过你在睡觉时有呼吸暂停吗？"（参见第 6 章中"睡眠 - 觉醒障碍"部分。）

物质成瘾及其他成瘾　"在过去的 1 年里，你是否通过喝酒、吸大麻或者用别的什么东西来过瘾？你曾经坐过刚吸食完毒品或刚喝过酒的人开的车吗？当你独自一人时，你是否曾经使用过酒精或毒品？你曾经是否用过酒精或毒品来放松？"（参见第 6 章中"物质相关及成瘾障碍"部分。）

第 18 ~23 分钟

既往病史

"你有慢性疾病吗？这些疾病会影响你的情绪吗？你做过手术吗？你是否曾经有过癫痫发作或受到过严重的撞击，以至于你失去了意识？你有没有服用任何药物来治疗这些疾病？你是否经常服用补充剂、维生素、非处方药或中草药？"

过敏史　"你对任何药物过敏吗？你能描述一下你的过敏反应吗？"

家族史　"你的亲属中是否有人出现过精神或行为上的问题，如注意缺陷 / 多动障碍、焦虑障碍、抑郁障碍、双相障碍、精神病、饮酒或毒品问题、自杀企图、神经衰弱或曾有精神科住院治疗的情况？"

发育史　"你知道你的母亲在怀孕或分娩期间出现过什么问题吗？你小时候是什么样子的？你曾经接受过发育、语言或特殊教育服务吗？"（参见第 12 章"发育里程碑"。）看看孩子当前的身高和体重曲线。

社会史　"你在童年的时候有过什么行为或学习问题吗？当你开始上学的时候，你在社交方面或在学业上遇到困难了吗？你在学校里表现怎样？童年时，谁住在你家？现在谁住在那里？宗教信仰是你成长的一部分吗？目前呢？你曾经在外面工作过吗？你曾经被停过职吗？有没有被驱逐出境、被逮捕或入狱经历？你喜欢做什么？你一般上网做什么？你喜欢自己什么？你的朋友喜欢你什么？你有可以信赖的朋友吗？你有活跃的性生活吗？你对自己的性别感到不舒服吗？"

第 24~28 分钟

精神状态检查

在访谈的这个阶段，你应该已经观察或获得了大部分相关的精神状态检查数据。请参阅第 9 章"精神状态检查：精神病学术语表"，以进行更详细的精神状态检查，其中包括以下组成部分。

- 外表。
- 行为。

- 语言。
- 情感。
- 思维过程。
- 思维内容。
- 认知和智力资源。
- 自知力和判断力：*"你有什么问题？你是否在某些方面患有某种疾病？你未来的计划是怎样的？"*

简易精神状态检查表

简易精神状态检查表（mini mental status examination，MMSE）是成人和老年人精神疾病治疗中常用的基本认知能力评估量表，它包括一些标准化的问题，借此得到一个数值分数。我们发现，与成人相比，MMSE 对未成年人的适用性要差一些。对于较早发育阶段来说，使用 MMSE 更具有挑战性。然而，如果怀疑未成年人存在一种主要的精神疾病（例如精神分裂症）或脑病，使用 MMSE 可能增加诊断价值。当使用 MMSE 时，开场白可能是*"你的注意力或记忆有什么问题吗？你在这方面有哪些困难吗？"* MMSE 包括以下项目：姓名，日期和时间，地点，即时回忆，注意力（100 减 7 并连续减下去，倒着拼"world"一词），延迟回忆，一般信息（总统、州长、5 个大城市），抽象，谚语，命名，重复，三阶段的命令，阅读，模仿，写作（Folstein 等，1975）。

第 29~30 分钟

问下列问题，感谢患者所给予的时间，如果适当的话，可以开始讨论诊断和治疗。

考虑问以下问题：*"我问的问题是不是你的主要问题？有没有什么重要的或者我真正应该知道的事情我错过了，导致没能更好地理解你所经历的事情？"*

第二部分

对儿童和青少年使用 DSM-5 诊断标准

第6章

DSM-5 儿科诊断性访谈

在第 5 章中，我们讲解了"30 分钟儿科诊断性访谈"，并给出了诊断性访谈的大体轮廓。关于 DSM-5 中儿童和青少年常见的精神障碍的每一个诊断分类，我们都给出了一个筛查性问题。如果你和一个未成年人交谈，并且他关于其中的某一个问题的回答是肯定的，这就展示出筛查性问题是精神障碍诊断性访谈的一种路径。一个优秀的访谈者会在未成年人身上巧妙地运用这些路径，并在可能的情况下，沿着这条路径做出具体而准确的诊断。

本章遵循 DSM-5 诊断类别的顺序，从神经发育障碍开始阐述。对于每个 DSM-5 诊断类别，无论是双相障碍还是排泄障碍，这部分内容都将从第 5 章所介绍的访谈模型中的一个或多个筛查性问题开始。在筛查性问题之后，访谈者将会继续提出后续问题。后续问题包括了对病情或者病程的提问，这些问题是诊断标准的必要组成部分。在提出关于诊断标准的附加症状的问题之前先提出后续问题，可以令访谈变得更加有效和精确，同时可以对一位功能受损的精神障碍者做出更全面的诊断。

筛查性问题和后续问题都应遵循诊断标准。当诊断标准被引出后，我们以楷体提示相关的问题。我们安排了这些问题以使对这些问题的肯定性回答提示符合该症状的标准。当诊断标准是观察的结果而不是引导的结果时，比如在言语混乱、精神运动性迟滞或自主神经功能亢进的情况下，这些问题就被列为对于访谈者的指示，按罗马数字排列。我们没有列出所有可能会符合相关症状的问题，但书中包含的问题都是专门被设计以遵循 DSM-5 诊断标准。为了使诊断过程尽可能清晰，对于 DSM-5 诊断，我们也有"阴性标准"，并把它放在"排除标准"标题之下。例如，DSM-5 认为未成年人病情的复发、迅速恶化不符合间歇性爆发性精神障碍的标准，如果他们发生这种情况，也只是将其视为适应障碍。这些排除标准通常不要求访谈者问具体或特定的问题，而取决于访谈者所获得的病史。最常见的类型、标注和严重程度都被列在了"修饰词"标题下，但完整修饰词的排序只能在 DSM-5 中找到。

为简便起见，本指南包括最常见的 DSM-5 疾病诊断。其目的是，在每一部分里，首先学习典型疾病的诊断标准，然后再探索相关诊断——也就是说，先把 DSM-5 的"主要街道"搞清楚，再去探索"小街"。

在本书中，"小街"被标记为"替代性选择"，DSM-5 中没有这样标注。这些替代性选择仅包括来自 DSM-5 同一章节的相关诊断。例如，精神分裂症样障碍被列为精神分裂症的替代性选择的原因是这两者在 DSM-5 中被分到了一起。与此相反，双相 I 型障碍和列入精神分裂症鉴别诊断的其他诊断就不属于精神分裂症的替代性选择，因为这些疾病在 DSM-5 中被列入与之不同的部分。对于每个被列为替代性选择的诊断，其必要的诊断标准应被列入，并且访谈者应参考 DSM-5 中的相关篇章，详细阅读诊断标准和相关材料。

我们去掉了 DSM-5 中重复、啰唆的部分，特别是与其他躯体疾病或物质所致的精神障碍相关的各种各样的精神障碍。在这些情况下，紊乱的症状一般来说是由于其他疾病或物质的使用而产生的直接影响。

作为概述，本书并不能代替 DSM-5；但作为具有特定语法的实用的诊断工具，本书是 DSM-5 的可实践版本——相当于 GPS 设备显示的城市街道的略图而不是每条街道的详细图像。如果你想知道这些细节，在每条诊断之后，我们列出了一系列数字和字母以便于你查阅更多的信息资料。例如，在孤独症谱系障碍后面，你会看到这个标记：

［F84.0，50~59］。

　　该例子中，标记中的第一项是国际疾病分类（ICD-10）（世界卫生组织，1992）的编码，第二项是 DSM-5 中该疾病的正文页码。这些编码和标记能帮助从业者根据编码更快地找到附加信息。不过，有时有些标记含义模糊，就像这个标记：［F90.x，59~65］。

　　上文的标记中，第一项是注意缺陷 / 多动障碍的 ICD-10 编码，第二项是 DSM-5 中该疾病的正文页码。然而，"x"的使用表示你需要更多额外的信息来找到具体明确的 ICD-10 编码。在这种情况下，额外的信息是，未成年人的缺陷是以注意力不集中还是以多动、冲动为主，或是两者的混合表现，这些都可以在主要诊断标准的标记部分找到。

　　我们以这种方式组织诊断，使你的注意力集中在高效、准确的诊断上。ICD-10 编码很复杂。如果列出每一个编码，将会令本书的篇幅翻倍，将降低其临床实用性。列出每一个编码也会把本书的重点转移到精确的编码上，而我们的目标是帮你做出更准确的诊断。

　　正如这个策略所建议的，我们努力使本书在简洁和详细方面达到平衡。对于每一个诊断，标记会提供 ICD-10 编码的基本形式和 DSM-5 的页码，由此你就可以快速找到你需要的额外信息。本书虽然缺乏丰富的细节，但它能及时地把你指引到诊断目的地。

神经发育障碍

DSM-5 第 31~86 页

　　本节包含的问题用于询问年长儿童的自我反省能力。对于年幼的儿童，则用这些问题来询问儿童的照料者。

　　筛查性问题："你有什么学习上的问题吗？或者你更小时候的某些行为是否惹了很多麻烦？当你开始上学后，你是否有和同学相处的困难或学习困难？"

　　如果回答"是"，问："你是不是很难集中注意力或很难压制冲动、多动行为？你和别人沟通有困难吗？你是否经常做一些很难控制的特殊的事情？你比你们班上其他同学更努力学习吗？"

- 如果智力功能或特定学习技能有缺陷且占主导，则前往智力障碍（智力发育障碍）诊断标准。

- 如果社交活动方面的缺陷或损害性运动行为占主导，则前往孤独症谱系障碍诊断标准。

- 如果注意力不集中、多动或冲动占主导，则前往注意缺陷 / 多动障碍诊断标准。

  1. 智力障碍（智力发育障碍）[F7x, 33~41]

    A. 入选标准：存在智力缺陷，从早期发育开始，损害适应性功能，表现为以下两种症状。

      i. 智力功能（如推理、问题解决、计划、抽象思维、判断、学业学习和经验学习）存在缺陷。必须通过临床评估和个性化、标准化的智力测验来确认。

      ii. 适应性功能受损（会受到年龄和文化的限制），限制了在日常生活中一个或多个方面上的参与和表现。这种限制导致在学校、工作或独立生活中需要持续不断的帮助。

    B. 修饰词

      i. 严重程度（DSM-5，第 34~36 页）

- 轻度 [F70, 34]。

- 中度 [F71, 35]。

- 重度 [F72, 36]。

- 极重度 [F73, 36]。

    C. 替代性选择

      i. 如果一个人的年龄小于 5 岁，智力发育未满足应达到的预期目标，并且不能接受关于智力功能系统的评估，应考虑全面发育迟缓 [F88, 41]，该诊断需要在一段时间后重新接受评估。

ii.　如果一个人的年龄超过 5 岁并有智力残疾，因为相关的感官或身体障碍不能很好地描述，则考虑未特定的智力障碍（智力发育障碍）[F79, 41]，该诊断最终需要重新评估，并且在特殊情况下应该保留该诊断。

iii.　如果一个人在早期发育阶段具有语言（口头、书面、肢体或其他形式）方面的长期困难，并且导致重要功能受限，则考虑诊断为语言障碍[F80.2, 42~44]。语言障碍是首先出现的损害，或者与其他障碍共同出现。如果语言障碍能被更好地解释为由听力或感觉障碍、智力障碍或全面发育迟缓，或由其他内科或神经系统疾病引起的，则不使用这种诊断。

iv.　如果一个人在语言表达方面具有长期困难，并且其影响了语言理解度或阻碍了思想的口头传递，则考虑为语音障碍 [F80.0, 44~45]。该症状必须在早期发育阶段出现，并导致有效沟通、社交参与、学业成就和职业成就受限（单独或任意组合）。语音障碍是首先出现的损害，或与其他先天性或后天性疾病共同发生。如果语音障碍是由先天性或后天性的内科或神经系统疾病引起的，则不使用这种诊断。

v.　如果一个人在说话的流畅度和语速方面存在显而易见的障碍，与其年龄和语言能力不相符，考虑是童年发生的言语流畅障碍（口吃）[F80.81, 45~47]。症状必须在发育初期开始出现，并且症状的困扰必须导致关于对话和有效沟通的焦虑。

本病与其他疾病共存。如果该病是由语言障碍和沟通缺陷引起的，则不使用该诊断，而应归于某种内科或神经系统疾病，或用另一种精神疾病来更好地解释。

vi. 如果一个人在语言或非语言社会交际上具有长期困难，并且限制了有效沟通、社会参与、社会关系、学业成就或职业成就等功能，则考虑社交（语用）交流障碍［F80.89，47~49］。症状开始于早期发育阶段。本病与其他疾病共存。如果该症状可以归因于智力障碍、全面发育迟缓或其他精神疾病，或从其他内科或神经系统疾病处得到更好的解释，则不使用该诊断。

vii. 如果一个人有交流障碍的症状，并导致临床上明显的痛苦或损害，但不符合交流障碍或其他神经发育障碍的全部标准，考虑为未特定的交流障碍［F80.9，49］。

viii. 如果一个人在学龄期有学习和学习技巧上的长期困难，并最终对学业或职业造成了明显的损害，考虑为特定学习障碍［F81.x，66~74］。若要符合标准，则目前的学习技能必须远远低于其对应年龄、性别、文化群体和教育水平的人群的平均水平，且其他的智力或感觉障碍、内科疾病、精神疾病、神经系统疾病不能更好地解释这些症状。

2. 孤独症谱系障碍［F84.0，50~59］

本部分包含的问题用于针对年龄较大的儿童的自我反省能力的访谈。对于年幼的孩子或其他认知功能有限的孩子，由其照料者代为回答。

A. 入选标准：在社交和社会互动中的多种情况下长期存

在缺陷，这种现象存在于儿童早期，但也许直到社交需求超出自身有限的能力时才变得明显起来，并导致社交功能显著受损。这种障碍显著表现为在社会交往和互动中长期存在以下全部缺陷。

i. 社交情感互动的缺陷："你如何向别人介绍你自己？你很难向其他人打招呼吗？你觉得很难与他人分享你的兴趣、想法和感受吗？你不喜欢倾听其他人的兴趣所在或他们的感受吗？"

ii. 非言语交流行为的缺陷；这些通常是由从业者观察到的，从缺乏整合的言语和非言语交流，到眼神接触和肢体语言的缺陷或无法理解非言语交流，到完全缺乏面部表情或手势动作。

iii. 发展和维持人际关系的缺陷："你对别人不感兴趣吗？你无法与其他人一起玩富有想象力的游戏吗？你难以结交新朋友吗？当情况发生变化时，你觉得很难调整你自己去适应吗？"

B. 入选标准：除此之外，诊断要求至少具有下述 2 种行为模式、兴趣或活动受限或重复的表现。

i. 刻板或重复的言语、动作或使用物体，例如刻板的动作、言语模仿、重复使用物体或特殊措辞。

ii. 坚持相同性，过分遵循惯例，或避免改变："你有什么特殊的习惯或行为模式吗？当你不能遵循这些惯例或进行这些行为时会发生什么？你是否想努力改变这些行为？"

iii. 高度受限的固定的兴趣，其强度和专注度方面异常："你是否仅对几件事过于关注或对其十分感兴趣？"

iv. 对感觉输入的过度反应或反应不足："你是否对一

些令人讨厌的东西反应强烈？比如热的东西或冷的东西？你对特殊的声音、质地或气味有强烈的反应吗？你是否发现自己对发光或旋转的物体十分着迷？"

C. 修饰词

   i. 标注

- 有（或无）伴随的智力障碍。
- 有（或无）伴随的语言损害。
- 与已知的躯体疾病、遗传性疾病或环境因素相关。
- 与其他神经发育、精神或行为障碍有关。
- 伴紧张症。

   ii. 严重程度编码，针对社交交流受损和受限的重复性行为。

- 水平 1：需要支持。
- 水平 2：需要多的支持。
- 水平 3：需要非常多的支持。

D. 替代性选择

   i. 如果一个人展现的基本行为低于预期水平，且严重影响了日常生活和学术成就，考虑是发育性协调障碍［F82，74~77］。例子包括笨拙，以及运动技能的迟钝和不准确。这种疾病不能归因于其他内科或神经系统疾病，或由另一种精神疾病更好地解释。

   ii. 如果一个人有重复的、看似被驱使的但显然毫无目的的运动行为，比如握手或招手、身体摇摆、撞头或自咬，考虑为刻板运动障碍［F98.4，77~80］。这种行为障碍会引起临床上显著的痛苦或损害，并且运动行为不能归因于某种物质的生理效应或一般疾病状况，并且不能用另一种精神疾病来更好地解释。

iii. 抽动是指突然、快速、反复、非节律性的运动或发声。如果一个人同时存在运动抽动和发声抽动，且发生在 18 岁之前，考虑为抽动秽语综合征［F95.2，81~85］。抽动的频率可以有强有弱，但至少发病后要持续 1 年时间。抽动不能归因于某种物质的生理效应或另一种疾病。

iv. 如果一个人出现了运动或发声抽动，两者并不同时存在，从不符合抽动秽语综合征的标准，考虑为持续性（慢性）运动或发声抽动障碍［F95.1，81~85］。发病在 18 岁前，抽动的频率可以有强有弱，但自发病以来应持续超过 1 年时间。

v. 如果一个人出现运动和（或）发声抽动的时间短于 1 年，于 18 岁之前发生，且抽动不能归因于某种物质的生理效应或其他疾病，也从不符合抽动秽语综合征或持续性（慢性）运动或发声抽动障碍的诊断标准，则考虑是暂时性抽动障碍［F95.0，81~85］。

vi. 如果一个人发生抽动且不符合特定的抽动障碍诊断标准，考虑为其他特定的抽动障碍［F95.8，85］或未特定的抽动障碍［F95.9，85］。

3. 注意缺陷 / 多动障碍［F90.x，59~65］

A. 入选标准：一种行为模式，在 12 岁前发病，出现在多种环境中，并导致社交、学业或工作表现不良。症状必须持续至少 6 个月，达到与发育水平不一致的程度。这种疾病至少表现下列注意力不集中的症状中的 6 项

（或更多）。

i. 忽略细节："在过去至少 6 个月当中，是否有其他人告诉过你，你经常忽略或错过细节或在工作中因粗心而犯了错误吗？"

ii. 工作粗心大意："你经常难以集中注意力完成某项任务或活动，比如阅读冗长的文章、听讲座或谈话吗？"

iii. 看起来没有在倾听："是否有其他人告诉过你，当他们和你讲话时，你似乎在神游或看起来就像你没有在倾听吗？"

iv. 不能完成任务："你是否经常完成功课、家务或工作很费力，因为你容易走神吗？"

v. 安排工作有困难："你是否发现你经常难以安排好工作或活动？时间管理是否对你来说很难，或者你是否经常无法在规定时间内完成任务？"

vi. 避免需要长期保持注意力的任务："你是否经常回避那些需要你长期维持注意力的任务？"

vii. 经常丢失工作所必需的东西："你是否经常丢失工作或活动所必不可少的东西，比如材料、书籍、工具、钱包、钥匙、文书、眼镜或手机？"

viii. 容易分心："你是否发现你很容易被与你要做的事情或工作无关的事物、想法所分心？"

ix. 经常健忘："你或其他人是否发现你经常在日常生活中健忘？"

B. 入选标准：要求有 6 项（或更多）下列多动和冲动的表现形式。

i. 烦躁不安："在过去 6 个月里，你发现自己经常摆弄自己的手或脚吗？你很难坐着不乱动，对吗？"

ii. 坐立难安："在某些需要你坐好的情况下，你是否经常会离开座位？"

iii. 跑或攀爬："你是否发现你自己经常在不合时宜的情况下跑来跑去或爬来爬去？"

iv. 无法保持安静："你是否发现你经常不能安静地工作或玩耍？"

v. 过度活跃："你自己或其他人是否经常觉得你好像'很活跃'，或就像有马达在驱动着你？你是否很难在一段时间内坐着不动？"

vi. 话太多："你经常讲很多话吗？"

vii. 把答案脱口而出："你经常在交谈中挣扎着等待何时轮到你吗？你是否经常打断其他人说话或在问题还未完全给出时将回答脱口而出？"

viii. 在排队时难以等待："你经常在排队等待或按秩序等待时感到不耐烦吗？"

ix. 打断或侵扰："你经常插入别人的活动、谈话或游戏吗？你经常未经允许就使用别人的东西吗？"

C. 排除标准：如果症状并非存在于 2 个或更多的场合，或没有证据表明这些症状干扰了功能，症状只发生在精神错乱的情况下，或症状可以由另一种精神疾病更好地解释，则不使用该诊断。

D. 修饰词

i. 标注

- 组合表现［F90.2，60］：在过去 6 个月里，同时符合注意力不集中和多动 – 冲动的标准。

- 主要表现为注意缺陷［F90.0，60］：在过去 6 个月里，注意力不集中达到标准，但多动 – 冲动未达到标准。

- 主要表现为多动 – 冲动［F90.1，60］：在过去 6

个月里，多动 – 冲动达到标准，注意力不集中未达到标准。

- 部分缓解：不再符合全部诊断标准但是仍然有症状出现。

ii. 严重程度

- 轻度：症状很少，且症状在社会或职业功能上只造成轻微损害。

- 中度：症状或功能损害程度介于"轻度"和"重度"之间。

- 重度：存在超过了诊断所需数量的症状，或一些症状目前极其严重，或症状导致明显的社交或职业功能方面的损害。

E. 替代性选择：如果一个未成年人存在不能被肉眼观察到的症状，或你还没有足够的机会去验证所有标准，考虑为其他特定的注意缺陷 / 多动障碍［F90.8，65~66］或未特定的注意缺陷 / 多动障碍［F90.9, 66］。这些症状必须与功能损害有关联，且不发生在精神分裂症或其他精神疾病过程中，也不能被其他精神疾病更好地解释。

精神分裂症谱系及其他精神病性障碍

> **DSM-5 第 87~122 页**

筛查性问题："你看到过别人看不到的景象或东西吗？你听到过其他人听不到的噪声、说话声或其他声音？你可曾觉得好像有人跟踪你或试图以某种方式伤害你吗？你可曾觉得你有特殊的力量或从广播、电视里发现了一些似乎和你有关的特殊信息吗？"

如果回答"是"，问："这些经历改变了你的行动了吗？这些经历是否为你和你的朋友或家人（在学校或其他环境中）带来了很大的麻烦？"

- 如果回答"是"，前往精神分裂症的标准诊断。
  1. 精神分裂症［F20.9，99~105］
     A. 入选标准：存在至少持续 6 个月的疾病症状，其中可能包括前期症状或后遗症。在该时期至少 1 个月之内，下列症状至少出现过 2 种，且至少有 1 种症状必须是妄想、幻觉或言语紊乱。
        i. 妄想："有人正在伤害你吗？当你读书、看电视或用电脑工作时，你曾发现这些信息是特意为你准备的吗？你有什么特殊的力量或能力吗？"
        ii. 幻觉："当你清醒时，你听到过一些别人听不见的并且与你的想法不同的声音吗？当你清醒时，你看到过其他人看不见的东西吗？"
        iii. 言语紊乱，比如频繁离题或语无伦次。
        iv. 明显紊乱的或紧张症的行为。
        v. 阴性症状，如情感表达减少或动力缺乏。
     B. 排除标准
        i. 如果干扰是由于某种物质（如滥用的毒品、药物）的生理效应或其他躯体疾病引起的，不使用该诊断。
        ii. 如果一个未成年人被诊断患有孤独症谱系障碍，则精神分裂症只能在妄想或幻觉出现至少 1 个月且十分严重的情况下才能被诊断。
     C. 修饰词
        i. 标注
           - 初次发作，目前处于急性发作期。
           - 初次发作，目前为部分缓解。
           - 初次发作，目前为完全缓解。

- 多次发作，目前处于急性发作期。
- 多次发作，目前为部分缓解。
- 多次发作，目前为完全缓解。
- 持续型。
- 未特定型。

ii. 附加标注

- 伴紧张症［F06.1，119~120］：当至少存在 3 种下列症状时使用：全身僵硬、蜡样屈曲、木僵、激越、缄默、违拗、装腔作势、矫揉造作、行为刻板、扮鬼脸、模仿言语、模仿行为。

iii. 严重程度

- 严重程度是用被量化的精神病主要症状来评估，每一种症状都可以用 5 分制评分来评估目前的严重程度（见 DSM-5，第 743~744 页中的精神病症状严重程度临床工作者评估）。

D. 替代性选择

i. 如果一个人只出现妄想，无论妄想是否离奇，从不符合精神分裂症的全部标准，除了受妄想或其结果的影响，功能没有明显损害，考虑为妄想障碍［F22.1，90~93］。该诊断包括多条标注。若妄想归因于某种物质的生理效应或其他疾病，或可以被其他精神疾病更好地解释，则不使用该诊断。

ii. 如果一个人出现的精神病症状持续至少 1 天但不是 1 个月，考虑为短暂精神病性障碍［F23，94~96］。患者通常起病急、阴性症状少、功能受损较少且最终总能恢复到以前的功能水平。

iii. 如果一个人出现持续至少 1 个月但不足 6 个月的精神病症状，考虑为精神分裂症样障碍［F20.81，96~99］。

标注包含伴紧张症，以及有无良好的预后特征。

iv. 如果一个人的症状符合精神分裂症的标准，且出现主要心境发作——重性抑郁或躁狂发作，考虑为分裂情感性障碍［F25.x，105~110］。在一个人的一生中，在没有主要心境发作的情况下，他还必须出现至少 2 周的妄想或幻觉。

v. 如果由物质或药物直接导致精神病症状，考虑诊断为物质 / 药物所致的精神病性障碍［F1x.x，110~115］。

vi. 如果其他躯体疾病直接导致精神病症状，考虑为其他躯体疾病所致的精神病性障碍［F06.x，115~118］。

vii. 如果一个人出现精神病症状，导致了临床上明显的痛苦或功能受损，且不符合其他精神障碍的标准，考虑为未特定的精神分裂症谱系及其他精神病性障碍［F29，122］。为了体现出一个人的症状不符合标准的具体原因，考虑为其他特定的精神分裂症谱系及其他精神病性障碍［F28，122］。比如，在缺少其他任何精神症状下存在长期的幻听，或在伴侣患有妄想障碍的情况下出现妄想症状。

双相及相关障碍

DSM-5 第 123~154 页

筛查性问题："你是否曾经有过那么一段时间，你感到非常快乐、更加自信，而且比平时更有活力？"

如果回答"是"，问："在那段时间里，你的这种感觉是持续一整天，还是一天的大多数时间？当那些感觉出现，有什么事发生吗？这些症状是否持续了至少 1 周或导致你住院？这些症状是否给你或你的朋友（在家、在学校或在其他环境中）带来了很大的麻烦？"

- 如果症状持续 1 周或导致住院，前往双相 I 型障碍的诊断。
- 如果不是，前往双相 II 型障碍的诊断。

1. 双相 I 型障碍［F31.x，123～132］

对于双相 I 型障碍的诊断，必须符合至少 1 个躁狂发作的标准。躁狂发作之前或之后可以有轻躁狂或重性抑郁发作。

A. 入选标准：躁狂发作的定义为有异常和持续高涨或易怒的情绪，有意图的活动增多或精力旺盛，至少持续 1 周，一天内至少需要出现 3 种以下症状。

i. 膨胀的自尊心和自恋："在这段时间里，你有没有觉得你尤其自信，好像你可以实现一些你不可能做到的非凡的事？"

ii. 睡眠需求减少："在这段时间里，你注意到你的睡眠时间有什么变化吗？在少于 3 小时的睡眠中你感到你休息好了吗？"

iii. 比平时更健谈："在这段时间里，有人告诉过你你比平时讲话多或很难去打断你吗？"

iv. 天马行空的想法："在这段时间里，你的想法是否一闪即逝？你是否有很多想法但不能抓住它们？"

v. 注意力不集中："在此期间，你是否比平时更难集中注意力？你发现自己很容易分心吗？"

vi. 有意图的活动增多："你是怎样度过那段时间的？你发现你比平时更活跃吗？"

vii. 过多参与可能会带来痛苦后果的活动："在此期间，你是否参加了对你来说异乎寻常的活动？你是否以某种方式花钱、使用物质或从事性交易活动？这些行为是否给你或别人带来了麻烦？"

B. 排除标准

　i. 躁狂或抑郁的发作不能被分裂情感性障碍、精神分裂症、精神分裂症样障碍、妄想障碍或其他特定或未特定的精神分裂症谱系及其他精神病性障碍更好地解释。

　ii. 其出现不归因于某种物质的生理效应或其他躯体疾病。然而，对于在抗抑郁治疗中出现的躁狂发作，且持续时间超出治疗所带来的生理影响，其符合双相Ⅰ型障碍的诊断标准。

C. 修饰词

　i. 当前的（或最近的）发作

　　• 躁狂发作［F31.x，126~127］。

　　• 轻躁狂发作。

　　• 抑郁发作［F31.x，126~127］。

　　• 未特定的发作（当症状发作，但持续时间不符合发作标准时使用该诊断）。

　ii. 标注

　　• 伴焦虑痛苦。

　　• 伴混合特征：至少同时出现 3 种主要抑郁症状。

　　• 伴快速循环。

　　• 伴忧郁特征。

　　• 伴非典型特征。

　　• 伴心境协调的精神病性特征。

　　• 伴心境不协调的精神病性特征。

　　• 伴紧张症。

　　• 伴围产期发生。

　　• 伴季节性模式。

iii. 病程和严重程度

- 目前或最近的躁狂发作、轻躁狂发作、抑郁发作或未特定的发作。

- 轻度，中度，重度。

- 伴精神病性特征。

- 部分缓解；完全缓解。

- 未特定的。

D. 替代性选择

i. 如果物质或药物直接导致发病，包括治疗抑郁障碍的处方药，考虑为物质 / 药物所致的双相及相关障碍［F1x.xx，142~145］。

ii. 如果其他躯体疾病导致发病，考虑为由于其他躯体疾病所致的双相及相关障碍［F06.3x，145~147］。

2. 双相 II 型障碍［F31.81，132~139］

诊断为双相 II 型障碍，必须符合至少 1 种轻躁狂发作的标准。轻躁狂发作之前或之后可以有重性抑郁发作。

A. 入选标准：轻躁狂定义为有异常和持续高涨的或易怒的情绪，以及有意图的活动增多或精力旺盛，至少出现 4 天，且一天中的大部分时间里至少存在 3 种以下症状。

i. 膨胀的自尊心和自恋："在这段时间里，你有没有觉得你尤其自信，好像你可以实现一些你不可能做到的非凡的事？"

ii. 睡眠需求减少："在这段时间里，你注意到你睡眠时间有什么变化吗？在少于 3 小时的睡眠中你感到你休息好了吗？"

iii. 比平时更健谈："在这段时间里，有人告诉过你你比平时讲话多或很难去打断你吗？"

iv. 天马行空的想法："在这段时间里，你的想法是否一闪即逝？你是否有很多想法但不能抓住它们？"

v. 注意力不集中："在此期间，你是否比平时更难集中注意力？你发现自己很容易分心吗？"

vi. 有意图的活动增多："你是怎样度过那段时间的？你发现你比平时更活跃吗？"

vii. 过多参与可能会带来痛苦后果的活动："在此期间，你是否参加了对你来说异乎寻常的活动？你是否以某种方式花钱、使用物质或从事性交易活动？这些行为是否给你或别人带来了麻烦？"

B. 排除标准

i. 如果曾有躁狂发作，或发作原因是物质／药物所导致的生理效应，则不使用该诊断。

ii. 如果轻躁狂发作可以被分裂情感性障碍、精神分裂症、精神分裂症样障碍、妄想障碍或其他特定或未特定的精神分裂症谱系及其他精神病性障碍更好地解释，则不使用该诊断。

iii. 如果轻躁狂发作严重到足以导致社交或职业明显受损，或需要住院治疗，则不使用该诊断。

C. 修饰词

i. 当前的（或最近的）发作
   • 轻躁狂发作。
   • 抑郁发作。

ii. 标注
   • 伴焦虑痛苦。
   • 伴混合特征：至少同时出现 3 种主要抑郁症状。
   • 伴快速循环。

- 伴心境协调的精神病性特征。
- 伴心境不协调的精神病性特征。
- 伴紧张症。
- 伴围产期发生。
- 伴季节性模式。

iii. 病程

- 部分缓解。
- 完全缓解。

iv. 严重程度

- 轻度。
- 中度。
- 重度。

D. 替代性选择

i. 如果一个人在一年或多年中都有轻躁狂和抑郁的症状，且发作程度从未加重过，考虑其为环性心境障碍［F34.0，139~141］。在同一年中超过一半的时间里出现轻躁狂和抑郁的发作，且个体无症状的时间每次从未超过2个月。如果症状的出现归因于某种物质的生理效应或其他躯体疾病，则不使用该诊断。

ii. 如果一个人出现典型的双相障碍症状，导致临床上明显的痛苦或功能受损，且不符合双相障碍的标准，考虑为未特定的双相及相关障碍［F31.9，149~154］。为表示一个人的症状不符合标准的具体原因，例如短暂轻躁狂发作、短暂环性心境障碍和无先前重性抑郁发作的轻躁狂发作，考虑为其他特定的双相及相关障碍［F31.89，148］。

抑郁障碍

> **DSM-5 第 155~188 页**

　　筛查性问题："你是否感觉悲伤、忧郁、失落、沮丧或易怒？如果是，这种感觉是否令你做事、集中注意力或睡眠变得很困难？"

　　如果回答"是"，问："这些症状持续至少 2 周了吗？这一时期是否给你、你的朋友或家人（在学校或其他环境中）带来了麻烦？"

- 如果是，前往重性抑郁障碍诊断标准。

- 如果儿童年龄超过 6 岁，并且回答是否定的，请询问关于易激惹的筛查性问题，这些筛查性问题出现在本节重性抑郁障碍之后。

　　1.　重性抑郁障碍〔F3x.xx，160~168〕

　　　　A.　入选标准：需要至少符合以下症状中的 5 种，在发作的 2 周内，必须包括抑郁情绪、兴趣或乐趣丧失（缺乏快感）。

　　　　　　i.　每天大部分时间都存在抑郁情绪（已经评估过）。

　　　　　　ii.　对活动的兴趣或活动中的乐趣明显减少（已经评估过）。

　　　　　　iii.　体重明显下降或增加："在这段时间里，你的胃口变化了吗？你的体重变化了吗？"

　　　　　　iv.　失眠或轻躁狂："这段时间里你睡得怎么样？"

　　　　　　v.　精神运动性激越或迟滞："在这段时间里，是否有人告诉你，你在运动时看起来比平时反应更快或更迟缓吗？"

　　　　　　vi.　疲劳或丧失活力："在这段时间里，你觉得你的精力水平如何？是否有人告诉你，你看起来比平时精力不足吗？"

　　　　　　vii.　感到自己没用或过度内疚："在这段时间里，你是

93

否对于当前或过去发生的事或人际关系感到极大的遗憾或内疚？"

viii. 注意力不集中："在这段时间里，你能像平时一样做决定或集中精力做一件事吗？"

ix. 经常想到死亡或自杀："在这段时间里，你是否比平时更多地想到死亡？你想过自残或结束你的生命吗？"

B. 排除标准

i. 如果已经有过躁狂发作或轻躁狂发作，或重性抑郁发作归因于物质所致的生理效应或其他躯体疾病，则不使用该诊断。

ii. 如果重性抑郁发作可以被分裂情感性障碍、精神分裂症、精神分裂症样障碍、妄想障碍或其他特定和未特定的精神分裂症谱系及其他精神病性障碍更好地解释，则不使用该诊断。

C. 修饰词

i. 标注

• 伴焦虑痛苦。

• 伴混合特征。

• 伴忧郁特征。

• 伴非典型特征。

• 伴心境协调的精神病性特征。

• 伴心境不协调的精神病性特征。

• 伴紧张症。

• 伴围产期发生。

• 伴季节性模式。

ii. 病程和严重程度

• 单次发作。

• 反复发作。

- 轻度［F3x.0，162］。
- 中度［F3x.1，162］。
- 重度［F3x.2，162］。
- 伴精神病性特征［F3x.3，162］。
- 部分缓解［F3x.4，162］。
- 完全缓解［F3x.xx，162］。
- 未特定的［F3x.9，162］。

D. **替代性选择**

i. 如果一个人出现抑郁或乐趣缺乏并且至少持续 1 年，且导致临床上显著的痛苦和损害，伴随着至少 2 年的重性抑郁障碍的症状，考虑为持续性抑郁障碍（心境恶劣）［F34.1，168~171］。如果一个人连续 2 个月都没有抑郁症状，则不使用该诊断。如果一个人曾有符合双相障碍或环性心境障碍的症状，则不使用该诊断。如果该障碍可以被其他精神疾病更好地解释，或其发作归因于物质的生理效应或其他躯体疾病，不使用该诊断。

ii. 如果一个少女说她的情绪在月经前 1 周有明显的变化，在月经开始后有所缓和，月经过后几乎恢复，考虑为经前期烦躁障碍［N94.3，171~175］。诊断标准至少包括下列 1 条症状：情绪明显不稳定，明显易激惹或人际关系不和谐，明显抑郁，明显焦虑不安。必须另外存在下列任意 1 条附加症状（加上以上列举的症状累计符合至少 5 条症状）：日常活动中的兴趣下降；难以集中注意力；无精打采、易疲劳或明显缺乏活力；食欲改变；嗜睡或失眠；思维迟钝；躯体症状，比如乳房触痛或肿胀、关节或肌肉疼痛、腹胀或体重增加。

iii. 如果是由物质或药物（包括治疗抑郁障碍的处方药）直接导致的发病，则诊断为物质 / 药物所致的抑郁障碍［F1x.x4，175~180］。

iv. 如果是由其他躯体疾病导致的，诊断为由于其他躯体疾病所致的抑郁障碍［F06.3x，180~183］。

v. 如果一个人有抑郁发作并导致临床上显著的痛苦或功能受损，且不符合抑郁障碍的全部诊断标准，考虑为未特定的抑郁障碍［F32.9，184］。为了体现一个未成年人的症状不符合诊断标准的具体原因，诊断为其他特定的抑郁障碍［F32.8，183~184］，比如反复发作的短暂抑郁和症状不足的抑郁发作。

易激惹筛查性问题（针对 6 岁以上儿童）： "你是否经常发脾气、生气、大喊大叫或乱摔东西？"

如果回答"是"，问： "你是不是每天或每隔一天就发脾气或感到很生气？当你在家或在学校时，你的愤怒情绪或大喊大叫的行为是否给你带来了麻烦？"

- 如果回答"是"，前往破坏性心境失调障碍的诊断标准。
- 如果回答是否定的，向照料者寻求信息或前往其他类别的诊断。

2. 破坏性心境失调障碍［F34.8，156~160］

A. 入选标准：对普通的压力源反复爆发巨大的怒气，平均至少 1 周 3 次，持续至少 1 年。脾气的爆发必须至少在两个不同的环境（比如学校或家庭）中出现，且至少在一个环境中脾气十分暴躁，此症状出现在 6 岁以后、10 岁之前，并符合以下 3 个特征。

i. 暴躁的脾气或行为："当你生气或发脾气时会怎样？大叫吗？掌掴他人？推人？咬人？或者打

人？你会摔东西或破坏东西吗？"

　　ii. 没来由的生气："当你生气或发脾气时，你知道你为什么生气吗？什么样的事情会导致你如此生气以至于想要大喊大叫或打人？"

　　iii. 两次发脾气之间会持续生气："当你不大叫或不烦躁时，你内心的感受如何？你经常感到不高兴、生气、愤怒或沮丧吗？"

B. 排除标准

　　i. 这些症状必须与儿童的发育水平不相符。

　　ii. 如果这些行为出现在重性抑郁障碍的发作期间，且能被其他精神障碍［例如，孤独症谱系障碍，创伤后应激障碍，分离焦虑障碍，持续性抑郁障碍（心境恶劣）］更好地解释，则不使用该诊断。

　　iii. 如果症状归因于物质所致的生理效应或其他内科或神经系统疾病，则不使用该诊断。

　　iv. 如果儿童目前被诊断为对立违抗障碍、间歇性暴怒障碍或双相障碍，则不使用该诊断。

C. 替代性选择：如果在过去的1年里有至少持续1天的时间，孩子的情绪异常暴躁且符合躁狂发作的3个诊断标准，则考虑其可能有双相障碍（见 DSM-5 第 123~154 页）。

焦虑障碍

DSM-5 第 189~233 页

　　筛查性问题："你觉得你比同龄孩子担忧得更多吗？人们经常说你担忧得太多或很害羞吗？当你独处或远离家人时你会害怕吗？你害怕上学吗？你很难控制或停止你的担忧吗？有特定的事情、地点或环境令你焦虑不安或害怕吗？你曾毫无原因地突然感到害怕、紧张或焦虑不安吗？如果是，你可以跟我详细说说吗？"

如果回答"是"，问："这些经历是否在学校或其他环境下给你、你的朋友或家人带来过很大的麻烦？"

- 如果提示可能存在特定恐怖症，前往特定恐怖症的诊断标准。

- 如果没有，先前往惊恐障碍的诊断标准，然后前往广泛性焦虑障碍的诊断标准。

1. 特定恐怖症［F40.2xx，197~202］

   A. 入选标准：在至少 6 个月内，一个人出现明显的恐惧或焦虑，症状符合以下 3 个特征。

      i. 特定的恐惧："对于某种特定的事物或情况（比如飞行、站在高处、动物等），一旦你面对它们时就会立即感到害怕或焦虑吗？具体是什么东西令你这样呢？"

      ii. 所恐惧的事物或情况会引起恐惧或焦虑："当你遇到你所恐惧的事物或情况时，你会立即感到害怕、焦虑、苦恼并且发脾气或紧紧抓住父母吗？"

      iii. 对恐惧的事物或情况主动回避："你发现你自己采取了一些措施以逃避那些令你恐惧的事物或情况吗？都有哪些措施呢？当你遇到这种情况，你会感到强烈的恐惧、焦虑，并且哭闹、发脾气或紧紧抓住父母吗？"

   B. 排除标准：恐惧、焦虑和回避不受事物或情况限制，并且提示存在其他精神障碍的症状，如回忆创伤事件、离开家或与依恋对象分离所致的焦虑，或在社交场合中出现的焦虑。

   C. 修饰词

      i. 标注

- 动物型。

- 自然环境型。

- 血液 – 注射 – 损伤型。

- 情境性。

- 其他。

D. 替代性选择

i. 如果一个未成年人的发育与现阶段年龄水平不相称，并且当其离开家庭或与主要依恋对象分离时会产生巨大的痛苦，或持续担心依恋对象会受伤或死亡，这会造成不愿意或拒绝离开家或依恋对象，则诊断为分离焦虑障碍［F93.0，190~195］。该障碍在 18 岁前发作。对于儿童和青少年来说，满足诊断标准所需的最短持续时间为 4 周。

ii. 如果一个未成年人持续至少一个月一直不敢在特定的社交场合说话，且妨碍了其学业或职业成就，则将其诊断为选择性缄默症［F94.0，195~197］。如果该障碍归因于缺少社交情况下所需的口语知识或对所需口语有不适感，则不使用该诊断。如果该障碍能用交流障碍、孤独症谱系障碍或精神病性障碍更好地解释，则不使用该诊断。

iii. 如果一个未成年人持续至少 6 个月在一些情景、环境中（如乘坐公共交通、处于开放空间、在商店或电影院、排队或在人群中、独自离家），有显著不相称的恐惧或焦虑，且如果这些恐惧导致其主动回避这些情景、环境，则诊断为场所恐怖症［F40.00，217~221］。

iv. 如果一个未成年人持续至少 6 个月在社交互动中有显著的恐惧或焦虑，或回避他所害怕的社交环境，害怕其他人会审视或仔细观察他，从而表现出与社交场所的实际威胁不相称的表现，并且他每次遇到这些情况都会选择回避或忍受，则诊断为社交焦虑障碍（社交恐怖症）[F40.10，202~208]。在儿童中，这种焦虑必须出现在和同龄人交往时，而不仅仅是和成年人交往时。儿童也许会因恐惧或焦虑而哭闹、发脾气、颤抖、依恋他人、退缩或不敢在社交情境中讲话。

2. 惊恐障碍 [F41.0，208~214]

A. 入选标准：反复出现惊恐发作，至少具有 4 种以下症状。

i. 心悸、心慌或心率加快："当你出现突如其来的强烈恐惧或不适感时，你会心跳加速或心慌吗？"

ii. 出汗："在这些情况下，你会比平时出汗多吗？"

iii. 震颤或发抖："在这些情况下，你会发抖或者出现震颤吗？"

iv. 气短或窒息感："在这些情况下，你觉得有窒息感或喘不上气吗？"

v. 哽噎感："在这些情况下，你会觉得你被噎住或有什么东西堵住了你的喉咙吗？"

vi. 胸痛或胸部不适："在这些情况下，你是否感到胸部剧烈疼痛或不适？"

vii. 恶心或腹部不适："在这些情况下，你是否感到胃部不适或想吐？"

viii. 感到头晕、脚步不稳、头重脚轻或晕厥："在这些情况下，你会感到头晕、头重脚轻或感觉要晕厥吗"？

ix. 发冷或发热感："在这些情况下，你是否感到冷或发抖，或者觉得很热？"

   x. 感觉异常："在这些情况下，你觉得有麻木感或针刺感吗？"

   xi. 现实解体或人格解体："在这些情况下，你是否感到周围人或空间对于你来说都很不真实，或你离开了你的身体，就像你站在自己身体的外面看着自己一样？"

   xii. 害怕失去控制："在这些情况下，你会害怕会失去控制或'发疯'吗？"

   xiii. 濒死感："在这些情况下，你会害怕自己死去吗？"

B. 入选标准：一次惊恐发作后，至少出现下列症状中的1种，且至少持续1个月。

   i. 持续担心再次的惊恐发作或其结果："你是否一直担心再次惊恐发作？你是否一直担心惊恐发作意味着心脏病发作、你失去控制或'发疯'？"

   ii. 为了避免惊恐发作而出现的不适应性改变："你的行为是否发生过巨大改变，比如为避免惊恐发作而回避锻炼或不熟悉的情况？"

C. 排除标准：如果该障碍可以被其他精神障碍更好地解释，或可归因于某种物质/药物所致的生理效应或其他躯体疾病，则不使用该诊断。

D. 替代性选择：如果一个未成年人的惊恐发作如上所述，但其既不担心持续发作的后果，也未做出避免发作的不适应性改变，则参考惊恐发作的标注（DSM-5，第214~217页）。惊恐发作的标注可以和其他焦虑障碍以及抑郁障碍、创伤及应激相关障碍、物质使用障碍同时使用。

3. 广泛性焦虑障碍［F41.1, 222~226］

    A. 入选标准：在至少 6 个月的多数日子里，对于诸多事件或活动（例如工作和学校表现）表现出过分的焦虑和担心且难以控制，该症状与至少 3 种下列症状有关。

        i. 坐立不安："当你想到那些让你焦虑或担心的事情或活动时，你会感到坐立不安、激动或紧张吗？"

        ii. 容易疲倦："你容易感到疲劳吗？"

        iii. 难以集中注意力："当你焦虑或担忧时，你是否很难集中注意力或发现你的大脑一片空白？"

        iv. 易怒："当你焦虑或紧张时，你经常感到烦躁或容易生气吗？"

        v. 肌肉紧张："当你焦虑或紧张时，你经常感到肌肉紧绷或紧张吗？"

        vi. 睡眠障碍："你发现你很难入睡或保持睡眠状态，或睡得不安稳，对睡眠质量不满意吗？"

    B. 排除标准：如果焦虑和担忧可以被其他精神障碍更好地解释，或可归因于某种物质或药物所致的生理效应或其他躯体疾病，则不使用该诊断。

    C. 替代性选择

        i. 如果某种物质（包括用于治疗精神障碍的处方药）直接导致广泛性焦虑障碍，则诊断为物质 / 药物所致的焦虑障碍［F1x.x8x, 226~230］。

        ii. 如果是其他躯体疾病直接导致的焦虑或担忧，诊断为由于其他躯体疾病所致的焦虑障碍［F06.4, 230~232］。

        iii. 如果一个未成年人出现焦虑障碍的症状，且症状导致临床上显著的痛苦和功能受损，但不符合其他焦虑障碍的全部诊断标准，诊断为未特定的焦虑障碍［F41.9，233］。如果希望体现一个未成年人的症状不符合特定焦虑障碍诊断标准的具体原因，考虑诊断其他特定的焦虑障碍［F41.8，233］，比如不符合足够天数的广泛性焦虑障碍和应激性神经症发作（ataque de nervios）。

强迫及相关障碍

DSM-5 第 235~264 页

筛查性问题："你曾经是否总有不必要的想法、冲动或画面在脑海里反复出现而无法摆脱？是否有一些东西你觉得必须一遍又一遍地检查、清洁或摆放整齐才能让你感觉良好？"

如果回答"是"，问："这些经历或行为是否在学校或在其他环境曾给你、你的朋友或家人带来很大的麻烦？"

- 如果是，前往强迫症诊断标准。
- 如果不是，询问聚焦于躯体的重复性行为的筛查性问题，这些筛查性问题在强迫症这一部分的后面出现。

  1. 强迫症［F42，237~242］

     A．入选标准：需要出现强迫思维、强迫行为的相关症状，具体表现如下。

       i．强迫思维："当不必要的画面、想法或冲动出现时，这会令你感到焦虑或痛苦吗？你是否不得不很努力去忽略或压制住这些想法？"

       ii．强迫行为："有些人试图通过反复进行某种行为（如洗手或检查锁）或通过精神活动（如数数、祷告或无声地重复话语）来中和强迫的想法。你做过类似这样的事吗？你认为这样做会减轻痛苦或阻止一些事情发生吗？"

B. 入选标准：强迫思维或强迫行为是耗时的（例如，每天消耗 1 小时以上）或引起临床上显著的痛苦或功能损害。

C. 排除标准

i. 如果强迫思维或强迫行为可以被其他精神障碍更好地解释，则不使用该诊断。

ii. 如果强迫症状归因于某种物质所致的生理效应，则不使用该诊断。

iii. 如果一个未成年人表示他的强迫性想法或冲动是令人愉快的，则其不符合强迫症的诊断标准。

D. 修饰词

i. 标注

- 伴良好或一般的自知力：如果个体意识到其强迫症的信念肯定或可能不是真的，则使用该标注。

- 伴较差的自知力：如果个体意识到其强迫症的信念可能是真的，则使用该标注。

- 缺乏自知力 / 妄想信念：如果个体完全确信强迫症的信念是真的，则使用该标注。

ii. 与抽动障碍相关：如果一个未成年人目前或过去有长期的抽动障碍病史且符合症状诊断标准，则使用该标注。

E. 替代性选择

i. 如果一个人的强迫想法或冲动集中在他的形体外貌上，则诊断为躯体变形障碍〔F45.22，242~247〕。诊断标准包括一个有进食障碍的人对身体外貌缺陷的过度关注超过了对体重或身体脂肪的关注，对外貌关注的重复行为或精神活动，以及由过度关注外貌而造成的临床上显著的痛苦和功能损害。

ii. 如果一个人持续地难以丢弃物品，无论它们是否还有价值，则诊断为囤积障碍［F42，247~251］。该诊断标准包括对积攒物品的强烈渴望，并且大量不能再发挥功能的物品被堆积在家庭或工作场所，导致这些区域拥挤杂乱。

iii. 如果这种情况是由物质（包括治疗抑郁障碍的处方药）直接导致的，则诊断为物质 / 药物所致的强迫及相关障碍［F1x.x88，257~260］。

iv. 如果是由其他躯体疾病直接导致该症状发作，诊断为由于其他躯体疾病所致的强迫及相关障碍［F06.8，260~263］。

v. 如果一个人的强迫想法或冲动集中在真实世界中的担忧上，则诊断为焦虑障碍。

vi. 如果一个人出现强迫及相关障碍的典型症状，但不符合强迫及相关障碍的全部诊断标准，且导致了临床上显著的痛苦或功能损害，诊断为未特定的强迫及相关障碍［F42，264］。如果你希望解释一个人的症状不符合特定强迫及相关障碍诊断标准的具体原因，则考虑可否诊断为其他特定的强迫及相关障碍［F42，263~264］，比如包括聚焦于躯体的重复性行为障碍、强迫性嫉妒及恐缩症等。

2. 聚焦于躯体的重复性行为障碍

A. 入选标准：DSM-5 包括两种障碍，拔毛障碍［F63.3，251~254］和抓痕（皮肤搔抓）障碍［L98.1，254~257］，这两种障碍有相似的诊断标准。任何一种都需要存在以下 3 种症状，再加上症状所引起的痛苦和功能损害。

i. 行为："你经常频繁地拔头发或搔抓皮肤，由此导致脱发或皮肤损伤吗？"

ii. 反复尝试改变："你曾多次尝试减少或停止这种行为吗？"

iii. 损害："这些行为使你感到羞耻或难以控制吗？你会因为这些行为而逃避学校或其他社交环境吗？"

B. 排除标准：如果该行为与其他物质或药物、精神障碍、躯体疾病有关，该行为应该和其他疾病一起被诊断，并且不应给予拔毛障碍或抓痕障碍的诊断。

创伤及应激相关障碍

DSM-5 第 265~290 页

筛查性问题："你经历过的最糟糕的事是什么？有人以你不喜欢的方式接触你吗？过去曾发生过令你受到严重伤害或令你的生活处于危险中的事情吗？或者你认为你正走向受伤害或危险的边缘吗？"

如果回答"是"，问："你会回想这些事件吗？回想这些经历会在学校或其他环境中给你的朋友或家人带来重大麻烦吗？"

• 如果回答"是"，前往创伤后应激障碍的诊断标准。

• 如果一个儿童说"不是"，但他的家人或照料者表示该儿童有行为障碍，前往反应性依恋障碍的诊断标准。

1. 创伤后应激障碍［F43.10, 271~280］

A. 入选标准：要求亲身经历或目睹实际的或被威胁的死亡、严重的创伤或性暴力。对于 6 岁以下的儿童，创伤事件可以是从父母或照料者那里获悉的。对于 6 岁以上的儿童，创伤事件也可以从父母或照料者那里获悉，但创伤的发生必须是暴力或事故所致。除此之外，一个人在创伤发生后出现至少 1 种下列症状并且症状至少持续 1 个月。

   i. 记忆:"在创伤发生后,当你并不想回想这件事时,你曾出现过侵入性的记忆吗?"对年幼的孩子来说,表现为玩耍中重复再现:"当你玩的时候,你会和你的玩具或娃娃一起反复重演这段经历吗?"

   ii. 梦:"你反复做过和创伤事件有关的痛苦的梦吗?"对于年幼的孩子来说,做可能是可怕但不认识内容的梦:"你经常做非常可怕的梦却无法回忆或描述其内容吗?"

   iii. 闪回:"在创伤发生后,你是否曾感觉创伤事件好像再度重现,就像闪回一般?"对于年幼的儿童来说,这可能在玩耍中被观察到。

   iv. 痛苦:"当你被类似创伤事件的人群、环境和其他物体围绕时,你会产生强烈或持久的痛苦吗?"

   v. 生理反应:"当你被类似创伤事件的人群、环境和其他物体围绕时,你会产生显著的生理反应吗?"

B. 入选标准:6 岁以上的未成年人在经历创伤事件后必须出现至少 1 种下列回避症状。

   i. 内在提示:"你是否尽量回避能让你联想起此段经历的想法、感觉或身体感觉吗?"

   ii. 外部提示:"你是否尽量回避能让你联想起此段经历的人、场所和物体吗?"

C. 入选标准:6 岁以上的未成年人必须至少出现 2 种下述负性改变。对于小于 6 岁的儿童来说,如果目前出现至少 1 种回避症状,则不需要出现负性改变。

   i. 记忆障碍:"你是否很难回忆起创伤事件的重要情节?"

ii. 负面的自我思维："你经常以负面的想法来看待你自己、他人或这个世界吗？"

iii. 责备："你是否经常因为你的经历而责备你自己或他人，即使你知道你自己或他们并没有责任？"

iv. 负性情绪："你会出现持续的情绪低落、生气、羞愧或害怕吗？"

v. 减少参与："你是否对以前经常参加的活动越来越不感兴趣了？"

vi. 疏远："你是否经常觉得由于创伤事件你和周围的人分离或疏远了？"

vii. 无法体验到正性情绪："你是否发现你感觉不到快乐、爱或满足了？你是否感觉很麻木或好像不会爱了？"

D. 入选标准：未成年人还必须出现至少 2 种如下冲动行为。

i. 易怒或具有攻击性："你经常表现得暴躁或有攻击性吗？"

ii. 鲁莽："你经常莽撞行事或自我毁灭吗？"

iii. 过度警觉："你总是紧张或在紧张的边缘吗？"

iv. 过分的惊跳反应："你很容易受到惊吓吗？"

v. 注意力不集中："你经常难以集中精力解决某个任务或问题吗？"

vi. 睡眠障碍："你经常失眠或睡不着觉，或经常醒来时感觉休息不充分吗？"

E. 排除标准

i. 如果目击的创伤事件仅包括在电子媒体、电视、电影或图片中看到的事件，则不使用该诊断。

ii. 如果发作是由某种物质或药物引起的，则不使用该诊断。

F. 修饰词

 i. 亚型

  • 伴分离症状：人格解体。

  • 伴分离症状：现实解体。

 ii. 标注

  • 伴延迟性表达：如果某人直到事件发生后 6 个月才符合全部诊断标准。

G. 替代性选择

 i. 如果症状持续时间少于 1 个月，且创伤事件出现在近 1 个月内，未成年人至少有 9 个先前描述的创伤后症状，则诊断为急性应激障碍［F43.0，280~286］。

 ii. 如果症状开始于创伤事件发生后 3 个月内，且未成年人不符合创伤后应激障碍的症状和行为标准，则诊断为适应障碍［F43.2x，286~289］。其诊断标准包括与应激源不相符的显著的痛苦，无论是创伤性还是非创伤性的，以及功能显著受损。

 iii. 如果一个青少年出现创伤及应激相关障碍的症状特征，导致临床上出现显著痛苦或功能受损，但不符合任何一个已命名的障碍的全部诊断标准，则应考虑未特定的创伤及应激相关障碍［F43.9，290］。如果你希望解释其症状不符合特定障碍的诊断标准的具体原因，可以考虑可否诊断为其他特定的创伤及应激相关障碍［F43.8，289］，包括"适应样障碍，伴症状延迟发作"（其症状持续 3 个月以上）。

2. 反应性依恋障碍[F94.1，265~268]

本节包含了对具有自我反思能力的大龄儿童进行访谈时需要问的问题。询问较年幼的儿童或认知功能有限的儿童时，请重新对这些问题进行梳理，和孩子的照料者进行访谈。

A. 入选标准：孩子在5岁前接受极度不充足的照顾，导致出现以下2种行为。

　　i. 很少或最低限度地寻求安慰："当你感到愤怒、沮丧或悲伤时，会回避他人给你的安慰或慰藉吗？"

　　ii. 对安慰很少有反应或反应程度低："当你感到愤怒、沮丧或悲伤时，如果有人说了或做了一些令你愉快的事情，会让你感觉好一点吗？"

B. 入选标准：持续出现至少2种以下症状。

　　i. 对他人很少有社交和情绪反应："当你和他人互动时，是否通常没什么感觉或情绪？"

　　ii. 有限的正性情绪："通常来说是否很难兴奋、感觉良好或快乐？"

　　iii. 即使在与成人照料者非威胁性的互动过程中，也会明显出现原因不明的易怒、悲伤或恐惧："是否经常对并不构成威胁的成人照料者感到愤怒、悲伤或害怕？"

C. 入选标准：从社会生活史方面评估，持续出现至少1项以下症状。

　　i. 社交忽视或剥夺：持续缺乏安慰、激励和喜爱等基本的情感需求。

　　ii. 反复更换主要照料者，从而限制了形成稳定依恋的机会。

　　iii. 成长在不寻常的环境下，严重限制了形成选择性依恋的机会。

D. 排除标准

   i. 如果儿童的发育年龄小于 9 月龄，则不使用该诊断。

   ii. 如果儿童符合孤独症谱系障碍的诊断标准，则不使用该诊断。

E. 修饰词

   i. 标注

     • 持续性：此障碍已存在 12 个月以上。

   ii. 严重程度：当儿童表现出该障碍的全部症状，且每个症状都相对较为严重，则此反应性依恋障碍需要被标注为"重度"。

F. 替代性选择：如果一个儿童遭受了极度的照料不周，表现出紊乱的外化行为，考虑是否诊断为脱抑制性社会参与障碍［F94.2，268~270］。该诊断标准至少包括 2 项以下症状：在与陌生成年人互动的过程中很少会害羞；"自来熟"的言语或肢体接触；在陌生场所中冒险离开之后很少和成人照料者打招呼；以及可以心甘情愿地跟着陌生成年人走，很少会有犹豫。

分离障碍

DSM-5 第 291~307 页

筛查性问题："每个人都有过记不住东西的时候，但你是否有过忘却时间，忘记和自己相关的重要细节，或无法回忆起以往的重大事件的经历？是否有过这样的感觉：好像自己熟悉的人或场景是虚幻的，或者你和你的身体是分离的，就像站在身体之外或像旁观者一样看着自己？"

如果回答"是"，问："这些经历是否在学校或其他环境中给你、你的朋友或家庭带来了极大的影响？"

- 如果主要是遗忘的问题，可以进一步参考分离性遗忘症的诊断标准。

- 如果主要是人格解体和现实解体的问题，可以进一步参考人格解体／现实解体障碍的诊断标准。

1. 分离性遗忘症［F44.0，298~302］

    A. 入选标准：无法回忆起重要的个人信息，超出正常遗忘的范围，通常表现为至少 1 项以下症状。

        i. 局部或选择性的遗忘："是否发现自己无法回忆起真正重要的事件，尤其是特别有压力甚至创伤性的事件？"

        ii. 广泛性遗忘："是否发现自己无法回忆起生平真正重要的时刻或关乎自己身份的特殊细节？"

    B. 排除标准

        i. 如果该障碍可以更好地解释为分离性身份障碍、创伤后应激障碍、急性应激障碍或躯体症状障碍，则不使用该诊断。

        ii. 如果该障碍可归因于由某种物质引起的生理效应，或由神经系统疾病或其他疾病导致，则不使用该诊断。

    C. 修饰词

        i. 标注

            - 伴分离性漫游［F44.1，298］：如果一个人患遗忘症时似乎有目的地旅行或迷惘地游荡，则考虑此标注。

    D. 替代性选择：如果一个青少年说他存在身份瓦解，且以具有 2 个或更多的截然不同的人格状态或占有体验为特征，引起临床上显著的痛苦和功能受损，则考虑分离性身份障碍［F44.81，292~298］。诊断标准包括回忆时存在反复空白期，和普通的遗忘不一致，且该分离体验并非广义的可接受的文化或宗教习俗的一部分，不能归因于某种物质的生理效应或其他躯体疾病。

2. 人格解体 / 现实解体障碍［F48.1，302~306］

　　A. 入选标准：至少出现 1 项以下症状。

　　　　i. 人格解体："是否经常出现不真实或分离的体验，好像你是你的思维、思想、情感、感觉、躯体的外部观察者，或者是你自己的外部观察者？"

　　　　ii. 现实解体："是否经常觉得周围的环境不真实或与周围的环境有脱离感，即经常感觉某些人或某个场景是不真实的、梦幻的、模糊的、无生命的或视觉上扭曲的？"

　　B. 入选标准：需要完整的现实检验。你能将这些实际发生的事情和发生在你之外的事情区分开吗？

　　C. 排除标准

　　　　i. 如果该障碍是由某种物质引起的生理效应，或是和神经系统功能相关的障碍，或由其他躯体疾病所致，则不使用该诊断。

　　　　ii. 如果人格解体或现实解体仅表现为其他精神障碍的症状或在其病程中发生，则不使用该诊断。

　　D. 替代性选择：如果一个青少年的最主要的障碍症状是遗忘，但不符合特定障碍的诊断标准，则考虑为未特定的分离障碍［F44.9，307］。如果你希望解释其症状不符合特定障碍的诊断标准的具体原因，考虑其他特定的分离障碍［F44.89，306~307］，包括身份和记忆的阈下分离障碍、混合性分离症状的慢性和反复综合征、由于长期的和强烈的胁迫性说服所致的身份紊乱、对应激事件的急性分离性反应、急性精神病症状合并分离症状但不符合谵妄或精神病性障碍的诊断标准，以及分离性恍惚。

躯体症状及相关障碍

DSM-5 第 309~327 页

筛查性问题："你比大多数青少年更担心自己的身体健康吗？你比大多数青少年更容易生病吗？"

如果回答"是"，问："这些担忧对你的家庭生活或学校生活有显著的影响吗？"

如果回答"是"，问："你更担心身体出现的症状，还是健康问题和患病的可能性呢？哪个对你来说更糟糕？"

• 如果你更担心身体出现的症状，可以进一步参考躯体症状障碍的诊断标准。

• 如果你更担心患病的可能性，可以进一步参考疾病焦虑障碍的诊断标准。

　1. 躯体症状障碍［F45.1, 311~315］

　　A. 入选标准：至少出现 1 项令人痛苦的躯体症状。"是否有过让自己感到焦虑或担忧的症状？这些症状是否严重扰乱了你的日常生活？"

　　B. 入选标准：表现为至少 1 项下列想法、感觉或行为（至少持续 6 个月）。

　　　i. 不相称的想法："你对自身健康问题的担忧有多严重？你是否总在担心这件事？"

　　　ii. 持续高水平的焦虑："是否对自己的健康问题有着持续高水平的焦虑或担忧？"

iii. 过度投入："是否发现自己在健康问题上耗费了过多的时间和精力？"

C. 修饰词

i. 标注

- 主要表现为疼痛。

- 持续性。

ii. 严重程度

- 轻度：只有 1 项符合上述诊断标准（B）的症状。

- 中度：2 项或更多符合上述诊断标准（B）的症状。

- 重度：2 项或更多符合上述诊断标准（B）的症状，并且有多种躯体主诉（或 1 项非常严重的躯体症状）。

D. 替代性选择

i. 如果一个青少年关注身体功能的丧失而不是某种特定症状引起的痛苦，可考虑转换障碍（功能性神经症状障碍）[F44.x,318~321]。该疾病的诊断标准包括自主运动或感觉功能改变的症状，有临床证据表明这些症状与公认的躯体或神经疾病不一致，并且对社交或职业功能造成了严重的损害。

ii. 如果病历记录显示一个人患有躯体疾病，但心理或行为因素通过以下方式对躯体疾病的病程造成了不利的影响（如延迟康复，依从性差），对个体构成了显著的健康风险，或影响了潜在的病理生理，则考虑影响其他躯体疾病的心理因素 [F54, 322~324]。

iii. 如果一个青少年假装存在躯体或心理上的体征或症状，或自我诱导损伤或疾病，个体在他人面前表现出自己是有病的、受损害的或者受伤害的，则考虑为对自身的做作性障碍［F68.10，324~326］。如果一个青少年为了明显的外部犒赏而表现出这些行为，比如装病，则不使用该诊断。如果一个青少年的症状可以用另一种精神障碍（如精神病性障碍）更好地解释，则不使用该诊断。

iv. 如果一个青少年使他人假装躯体或心理上的体征或症状，或者诱导产生损伤或疾病，个体让另一个人在他人面前表现出有病的、受损害的或者受伤害的，则考虑为对他人的做作性障碍［F68.10，325~326］。该诊断主要针对的是施虐者而不是受害者。如果施虐者为了明显的外部犒赏而表现出这些行为，则不使用该诊断。如果施虐者的行为可以用另一种精神障碍（如精神病性障碍）更好地解释，则不使用该诊断。

2. 疾病焦虑障碍［F45.21, 315~318］

A. 入选标准：满足以下所有的症状且无躯体症状（至少持续 6 个月）。

i. 先占观念："是否发现自己会忍不住想自己是不是患有某种严重的疾病？"

ii. 焦虑："是否对患上严重疾病有高度的焦虑或担忧？"

iii. 相关联的行为："这些担忧是否对你的行为带来了影响？有些人发现自己会反复检查自己的身体是否有疾病的体征，一直查看疾病相关的信息，或为了防止自己得病而出现回避行为（比如避开人群、场景或物体）。你是否有过这些行为或做过类似的事情？"

B. 排除标准：如果一个人的症状可以用另一种精神障碍更好地解释，则不使用该诊断。

C. 修饰词

　　i. 标注

　　　　• 寻求照顾型。

　　　　• 回避照顾型。

　　ii. 病程

　　　　• 暂时性的。

D. 替代性选择：如果一个青少年具备躯体症状及相关障碍的症状特征，且引起临床上显著的痛苦和功能受损，但不符合特定障碍的全部诊断标准，则考虑为未特定的躯体症状及相关障碍［F45.9，327］。如果你希望解释其症状不符合特定疾病诊断标准的具体原因，考虑其他特定的躯体症状及相关障碍［F45.8，327］，包括短暂躯体症状障碍、短暂疾病焦虑障碍、不伴有与健康相关的过度行为的疾病焦虑障碍，以及假孕。

喂食及进食障碍

DSM-5 第 329~354 页

筛查性问题："你觉得你的外表怎么样？是否曾经限制或避免进食特定的食物，以至于给你的健康或体重带来了负面的影响？"

如果回答"是"，问："体形或体重是你认为最重要的事情之一吗？"

• 如果是，可以进一步参考神经性厌食的诊断标准。

117

- 如果不是，可以进一步参考回避性 / 限制性摄食障碍的诊断标准。

1. 神经性厌食［F50.0x, 338~345］

    A. 入选标准：全部满足以下 3 项症状。

        i. 考虑到患者的年龄、发育轨迹、身体健康状况和性别，存在可导致体重显著降低的能量摄入限制："是否通过控制饮食来降低体重？体重最低的时候是多少？目前体重是多少？"

        ii. 害怕体重增加或有干扰体重增加的行为："你对体重增加或变胖有强烈的恐惧吗？你是否有一段时间虽然已经处于低体重的状态，但仍然会做一些事情以防止体重增加？"

        iii. 对自己的体重和体形的体验障碍："你是如何看待自己的体重和体形的？你认为显著的低体重会影响自己的身体健康吗？"

    B. 修饰词

        i. 亚型

          - 限制型［F50.01，339］：当一个青少年说他在过去的 3 个月内没有反复发作的暴食或清除行为，可以使用该诊断。

          - 暴食 / 清除型［F50.02，339］：当一个青少年说他在过去的 3 个月内反复出现暴食或清除行为，可以使用该诊断。

        ii. 标注

          - 部分缓解。

          - 完全缓解。

        iii. 严重程度

          - 轻度：BMI ≥ 17（儿童和青少年使用对应的

BMI 百分位数)。

- 中度：BMI 介于 16~16.99 之间（儿童和青少年使用对应的 BMI 百分位数)。
- 重度：BMI 介于 15~15.99 之间（儿童和青少年使用对应的 BMI 百分位数)。
- 极重度：BMI < 15（儿童和青少年使用对应的 BMI 百分位数)。

C. 替代性选择：如果一个青少年称自己经常暴食，并反复出现不适当的防止体重增加的行为（如滥用泻药或其他药物、自我催吐、过度运动），以及自我评价过度受体形或体重的影响，则考虑神经性贪食［F50.2，345~350］。该诊断需要满足暴食和补偿行为平均每周至少发生 1 次，且持续 3 个月。如果只在神经性厌食病程中出现暴食和补偿行为，则不使用该诊断。

2. 回避性 / 限制性摄食障碍［F50.8, 334~338］

A. 入选标准：出现重要的喂食或进食障碍，表现为持续不能满足适当的营养和（或）能量需求，至少出现 1 项以下后遗症。

i. 生长迟缓或体重显著下降："是否因回避食物或减少食物摄入导致发育速度比预期迟缓，或是否有过显著的体重下降？"

ii. 严重的营养缺乏："回避食物或减少食物摄入是否对你的健康产生了负面的影响，或你目前是否正处于严重的营养缺乏阶段？"

iii. 依赖肠道喂养或口服营养补充剂："是否因回避食物或减少食物摄入导致你需要依赖肠道喂养或口服补充剂来维持营养状态？"

iv. 对心理社会功能的显著干扰："能否和其他人一同

吃饭或参与社交聚餐？回避食物或减少食物摄入
是否减少了你的日常社交活动，或使你难以建立
或维持一段关系？"

B. 排除标准

   i. 如果进食障碍可以归因于缺乏可获得的食物，或有
关的文化认可的做法，或是由对体重或体形的体验
障碍造成的，则不使用该诊断。

   ii. 如果进食障碍是由其他躯体疾病导致的，或可以
用其他精神疾病更好地解释，则不使用该诊断。

C. 替代性选择

   i. 如果一个青少年坚持进食非食用性物质至少 1 个
月，则考虑为异食障碍 [F98.3，329~331]。进食
非营养性、非食用性的物质，这种进食行为和个
体的发育水平不相符，且并不符合患者所属文化
习俗或并不是社会规范的一部分。

   ii. 如果一个青少年反复出现食物反流至少持续 1 个
月，则考虑为反刍障碍 [F98.21，332~333]。如
果反流是由相关的胃肠道疾病或其他躯体疾病引
起的，或仅发生在神经性厌食、神经性贪食、暴
食障碍或回避性 / 限制性摄食障碍的病程中，则
不使用该诊断。

   iii. 如果一个青少年在喂食和进食病程中出现非典
型、混合性或阈下障碍，或如果你缺乏足够的信
息做出更明确的诊断，考虑未特定的喂食或进食
障碍 [F50.9，354]。DSM-5 也允许将这一类别
用于未正式列入的特定的综合征，比如清除障碍。
如果你希望解释一个青少年的症状未能符合任何
一种特定的进食及喂食障碍的诊断标准的特定

原因，考虑其他特定的喂食或进食障碍［F50.8，
353~354］，比如非典型神经性厌食、暴食障碍和
清除障碍。

排泄障碍

DSM–5 第 355~360 页

筛查性问题："你是否反复将尿液或粪便排到自己的衣服上、床
上、地板上或其他不恰当的地方？"
- 如果是排泄尿液，可以进一步参考遗尿症的诊断标准。
- 如果是排泄粪便，可以进一步参考遗粪症的诊断标准。

  1. 遗尿症［F98, 355~357］

    A. 入选标准

      i. 有意或无意排尿："是否平均每周至少有 2 次这样
的排尿行为？"

      ii. 持续时间："这样的排尿行为是否至少持续了 3
个月？"

    B. 排除标准

      i. 如果这名儿童小于 5 岁（或同等发育年龄），则不
使用该诊断。

      ii. 如果该行为是由某种物质引起的生理效应或其他
躯体疾病导致的，则不使用该诊断，除非涉及了
便秘的调节机制。

    C. 修饰词

      i. 仅在夜间

      ii. 仅在日间

      iii. 在夜间和日间

D. 替代性选择：如果一个青少年患有排泄障碍，且该障碍的症状导致出现临床上显著的痛苦或功能受损，但不符合特定排泄障碍的全部诊断标准，则考虑为未特定的排泄障碍伴排尿症状［R32，360］。如果你希望解释症状未能符合特定排泄障碍的全部诊断标准的特定原因，考虑其他特定的排泄障碍伴排尿症状［N39.498，359］。

2. 遗粪症［F98, 357~359］

    A. 入选标准

        i. 有意或无意排粪："是否平均 1 个月至少有 1 次这样的排粪行为？"

        ii. 持续时间："这样的排粪行为是否至少持续了 3 个月？"

    B. 排除标准

        i. 如果这名儿童小于 4 岁（或同等发育年龄），则不使用该诊断。

        ii. 如果该行为是由某种物质引起的生理效应或其他躯体疾病导致的，则不使用该诊断，除非涉及了便秘的调节机制。

    C. 修饰词

        i. 伴便秘和溢出性失禁

        ii. 无便秘和溢出性失禁

    D. 替代性选择：如果一个青少年患有排泄障碍，且该障碍的症状导致出现临床上显著的痛苦或功能受损，但不符合特定排泄障碍的全部诊断标准，则考虑为未特定的排泄障碍伴排便症状［R15.9，360］。如果你希望解释症状未能符合特定排泄障碍的全部诊断标准的特定原因，考虑其他特定的排泄障碍伴排便症状

〔R15.9，359〕。

睡眠－觉醒障碍

DSM-5 第 361~422 页

筛查性问题："你是否经常睡眠不足或睡眠质量差？或者，是否经常嗜睡？你或其他人是否注意到你睡觉的时候有任何异常的行为？你或其他人是否注意到你睡觉时有停止呼吸或喘气的情况？"

- 如果主要是睡眠不足或睡眠质量不好，可以进一步参考失眠障碍的诊断标准。
- 如果主要是嗜睡问题，可以进一步参考嗜睡障碍的诊断标准。
- 如果是控制不住想睡觉或突然进入睡眠状态，可以进一步参考发作性睡病的诊断标准。
- 如果主要是睡眠呼吸问题，可以进一步参考阻塞性睡眠呼吸暂停低通气的诊断标准。
- 如果主要是出现异常睡眠行为（异态睡眠），可以进一步参考不安腿综合征的诊断标准。

　1. 失眠障碍〔F51.01, 362~368〕

　　A. 入选标准：对睡眠时长或质量不满，每周至少3晚出现睡眠困难，至少持续3个月，表现为至少1项以下症状。

　　　i. 入睡困难："在没有父母或其他人的帮助下，是否经常入睡困难？"

　　　ii. 难以维持睡眠："如果中途醒来想要继续入睡，是否需要父母或其他人的帮助才能睡着？"

　　　iii. 早醒："是否经常比预想中醒得更早，并且发现自己无法再继续入睡？"

B. 排除诊断

   i.   如果一个青少年失眠是因为没有机会获得足够的睡眠，则不使用该诊断。

   ii.   如果一个青少年的失眠症状可以用其他睡眠 – 觉醒障碍、其他精神障碍或其他躯体疾病更好地解释，则不使用该诊断。

   iii.   如果一个青少年的失眠症状是由某种物质的生理效应导致的，则不使用该诊断。

C. 修饰词

   i.   标注

- 伴非睡眠障碍的精神合并症：包括物质使用障碍。
- 伴其他躯体合并症。
- 伴其他睡眠障碍。

   ii.   病程

- 阵发性：症状持续 1~3 个月。
- 持续性：症状持续 3 个月或更长时间。
- 复发性：1 年内至少发作 2 次。

D. 替代性选择

   i.   如果一个青少年出现持续或反复发作的睡眠 – 觉醒紊乱，导致嗜睡、失眠或两者兼具，且这种紊乱主要是由昼夜节律系统的变化，或内源性昼夜节律与个体的躯体环境、社交或工作时间表所要求的睡眠 – 觉醒周期之间的错位引起的，则考虑昼夜节律睡眠 – 觉醒障碍［G47.2x，390~398］。该睡眠障碍必须在临床上出现显著的痛苦或功能受损。亚型包括延迟睡眠时相型、提前睡眠时相型和不规则的睡眠 – 觉醒型。

ii. 如果失眠的病因是物质使用、中毒或戒断，且带来显著的痛苦或功能损害，则考虑为物质 / 药物所致的睡眠障碍，失眠型［F1x.x92，413~420］。如果失眠障碍可以用谵妄更好地解释，则不使用该诊断。

iii. 如果一个患有失眠障碍的青少年出现的症状导致临床上显著的痛苦或功能受损，但并未符合一个特定障碍的诊断标准，则考虑未特定的失眠障碍［G47.00，420］。如果你希望解释症状未能符合特定失眠障碍的全部诊断标准的特定原因，考虑其他特定的失眠障碍［G47.09，420］，亚型包括短暂失眠障碍、局限于非恢复性睡眠。

2. 嗜睡障碍［F51.11, 368~372］

A. 入选标准：尽管睡眠周期至少持续 7 小时，但每周仍至少出现 3 次嗜睡，至少持续 3 个月，这一行为带来了显著的痛苦或功能受损。嗜睡障碍表现为至少 1 项以下症状。

i. 反复睡眠："是否在同一天内反复陷入睡眠之中？"

ii. 持续的非恢复性睡眠发作："当你一天至少睡 9 小时，醒来的时候是否仍感到休息不好或精力不足？"

iii. 睡眠惰性："是否经常难以完全醒来？醒来后，是否经常感到昏昏沉沉，或无法很好地投入到对自己来说很简单的任务或活动中？"

B. 排除标准：如果嗜睡只出现在其他睡眠障碍的病程中，可以用其他睡眠障碍更好地解释，或是由于某种物质导致的生理效应，则不使用该诊断。

C. 修饰词

    i. 标注

- 伴精神障碍，包括物质使用障碍。
- 伴躯体疾病。
- 伴其他睡眠障碍。

    ii. 病程

- 急性：持续时间不足 1 个月。
- 亚急性：持续 1~3 个月。
- 持续性：持续超过 3 个月。

    iii. 严重程度

- 轻度：每周有 1~2 天难以维持日间清醒。
- 中度：每周有 3~4 天难以维持日间清醒。
- 重度：每周有 5~7 天难以维持日间清醒。

D. 替代性选择：如果日间嗜睡的病因是物质使用、中毒或戒断，则考虑为物质 / 药物所致的睡眠障碍，日间睡意型 [F1x.x92，413~420]。如果该障碍可以用谵妄更好地解释，则不使用该诊断。

3. 发作性睡病 [G47.4xx, 372~378]

A. 入选标准：反复且不可抗拒地需要入睡、陷入睡眠，在过去的 3 个月里，每周至少出现 3 次，且伴有至少 1 项下列症状。

    i. 猝倒发作："是否发现自己会突然扮鬼脸，张大嘴巴，吐舌，或出现全面肌张力减退，并且每月至少出现数次？"

    ii. 下丘脑分泌素缺乏：采用脑脊液测定下丘脑分泌素–1 的免疫反应值。

    iii. 夜间多导睡眠图显示快速眼动（rapid eye movement，REM）睡眠潜伏期小于或等于 15 分钟，或多次睡眠潜伏期测试显示平均睡眠潜伏期小于或等于 8 分钟，以及 2 次或更多次的睡眠发作 REM 期。

B. 修饰词

   i. 标注

- 无猝倒发作性睡病但伴下丘脑分泌素缺乏：脑脊液下丘脑分泌素-1 水平下降，多导睡眠图 / 多次睡眠潜伏期测试呈阳性，但不存在猝倒症状。

- 伴猝倒发作性睡病但无下丘脑分泌素缺乏：出现猝倒，多导睡眠图 / 多次睡眠潜伏期测试呈阳性，但脑脊液下丘脑分泌素-1 的水平正常。

- 常染色体显性小脑共济失调、耳聋和发作性睡病：这种亚型由外显子 21 的 DNA（胞嘧啶-5）-转甲基酶-1 突变引起，特点是晚期（30~40 岁）发生的发作性睡病（伴低水平或中等水平的脑脊液下丘脑分泌素-1）、耳聋、小脑共济失调，最终痴呆。

- 常染色体显性发作性睡病、肥胖症和 2 型糖尿病：表现为发作性睡病、肥胖症和 2 型糖尿病以及低水平的脑脊液下丘脑分泌素-1，与髓鞘少突胶质细胞糖蛋白基因的突变有关。

- 继发于其他躯体疾病的发作性睡病：这种亚型继发于下丘脑分泌素神经元的感染（例如，Whipple 病、结节病）、创伤或肿瘤等躯体疾病。

   ii. 严重程度

- 轻度：不频繁地发生猝倒（每周少于 1 次），每天只需要打盹 1~2 次，夜间睡眠较少受到干扰。

- 中度：每天或每隔几天发作 1 次，夜间睡眠受到干扰，需要每天多次打盹。

- 重度：每天多次发作耐药性猝倒，几乎持续存在睡意，夜间睡眠受到干扰（即运动、失眠或做生动的梦）。

4. 阻塞性睡眠呼吸暂停低通气［G47.33, 378~383］

A. 入选标准：在睡眠期间反复出现上气道阻塞，多导睡眠图显示每小时睡眠至少出现 5 次阻塞性呼吸暂停或低通气，且至少伴有以下任意 1 项症状。

 i. 夜间呼吸障碍："在睡眠期间你经常会因为出现打鼾、喷鼻息、喘气或呼吸暂停而打扰到你的父母、兄弟姐妹或其他人吗？"

 ii. 白天嗜睡、疲劳或非恢复性睡眠不能归因于其他躯体疾病，或不能用其他精神障碍来解释："当你有机会睡觉时，是否第二天早上醒来仍然感到疲惫、困倦或乏力？"

B. 入选标准：也可以通过以下方式进行诊断，即多导睡眠图显示每小时睡眠至少出现 15 次阻塞性呼吸暂停或低通气，不管是否伴有相关症状。

C. 修饰词

 i. 严重程度

- 轻度：呼吸暂停低通气指数小于 15。
- 中度：呼吸暂停低通气指数介于 15~30 之间。
- 重度：呼吸暂停低通气指数大于 30。

D. 替代性选择

 i. 如果一个青少年的多导睡眠图显示每小时睡眠至少出现 5 次中枢性呼吸暂停，且该障碍不能用其他睡眠障碍更好地解释，则考虑中枢性睡眠呼吸暂停［G47.31，383~386］。

ii. 如果一个青少年的多导睡眠图显示呼吸很浅，伴有动脉氧去饱和（或）二氧化碳水平升高，且该障碍不能用其他睡眠障碍更好地解释，则考虑睡眠相关的通气不足 [G47.3x，387~390]。该障碍通常和躯体疾病或神经系统疾病、肥胖症、应用某种药物或物质使用障碍有关。

5. 不安腿综合征 [G25.81, 410~413]

A. 入选标准：有活动双腿的冲动，常伴有双腿不适感，或不适感引发了活动欲望，每周至少出现 3 次，至少持续 3 个月，且表现出以下所有的症状。

i. 活动双腿的冲动："当你睡觉的时候，是否经常会感到双腿有不舒服或不愉快的感觉？当你处于非活动状态时，是否经常有想要移动双腿的冲动？"

ii. 通过活动可以缓解："通过活动双腿，这些症状是否能得到部分或全部缓解？"

iii. 夜间病情加重："一天当中什么时候活动双腿的冲动最为强烈？不管白天做了什么，到了傍晚或夜间都会加重吗？"

B. 排除标准

i. 如果一个青少年的不安腿综合征能用其他精神障碍、躯体疾病或行为状况更好地解释，则不使用该诊断。

ii. 如果是由某种物质的生理效应导致青少年出现不安腿综合征，则不使用该诊断。

C. 替代性选择

i. 如果一个青少年反复从睡眠中不完全觉醒，突然被吓醒（夜惊）或者睡觉时从床上起来四处走动（梦游），且通常出现在主要睡眠周期的前

1/3，则考虑非快速眼动睡眠唤醒障碍［F51.x，399~404］。当这类情况发作时，一个人几乎不经历梦境。青少年存在对发作的遗忘，并且对于他人努力与自己沟通相对无反应。

ii. 如果一个青少年反复经历令人烦躁不安且记忆深刻的梦境，而且很快变得警觉，倾向于从梦中醒来，则考虑梦魇障碍［F51.5，404~407］。被噩梦惊醒而引起的睡眠障碍会导致临床上显著的痛苦或功能受损。如果只是在其他精神障碍病程中出现烦躁不安的梦，或是由某种物质引起的生理效应或其他躯体疾病所引起，则不使用该诊断。

iii. 如果一个青少年反复出现与发声和（或）复杂的运动行为有关的唤醒，且这些行为足以伤害自己或其同床者，则考虑快速眼动睡眠行为障碍［G47.52，407~410］。这些行为发生在快速眼动睡眠期，通常在睡眠开始超过 90 分钟之后发生。一旦醒来，就会完全清醒，恢复意识，并且定向力正常。该诊断需要多导睡眠图提供的快速眼动睡眠行为障碍的证据或其他证据来证明该行为是异常、有害或破坏性的。

iv. 如果白天嗜睡的病因是物质使用、中毒或戒断，则考虑物质 / 药物所致的睡眠障碍，异常睡眠型［F1x.x92，413~420］。如果该障碍可以用谵妄更好地解释，则不使用该诊断。

v. 如果一个青少年的不安腿综合征或其他睡眠障碍的症状导致临床上显著的痛苦或功能损害，但不符合该障碍的诊断标准，则考虑未特定的失眠障碍［G47.00，420］。如果你希望解释症状未能符合全部诊断标准的特定原因，考虑其他特定的失眠障碍［G47.09，420］。

性别烦躁

DSM-5 第 451~459 页

筛查性问题："你是否对你所属的性别感到不舒服？"

如果回答"是"，问："这种不适感是否持续了至少 6 个月，你真的觉得你的生理性别和你体验的性别不一致吗？这种不适是否会在学校或其他环境中给你与朋友或家人的关系带来很大的困扰？"

- 如果回答"是"的是儿童，可以进一步参考儿童性别烦躁的诊断标准。
- 如果回答"是"的是青少年，可以进一步参考青少年性别烦躁的诊断标准。

1. 儿童性别烦躁［F64.2，452~459］

　　A. 入选标准：表现为至少 6 项以下症状（其中 1 项必须是改变性别的强烈欲望），至少持续 6 个月。

　　　　i. 改变性别的强烈欲望："是否强烈地渴望改变自己本来的性别？"

　　　　ii. 变装："是否对穿另一性别的衣服有强烈的偏好？"

　　　　iii. 跨性别幻想："是否幻想成为另一种性别的人？"

　　　　iv. 跨性别游戏："在玩耍时，是否非常喜欢在大多数人看来是另一性别才会喜欢的玩具或活动？"

　　　　v. 跨性别玩伴："是否非常喜欢结交异性朋友？"

　　　　vi. 抗拒玩具、游戏和活动："是否非常抗拒你所属性别的玩具、游戏和活动？"

　　　　vii. 强烈厌恶自己的性生理特征："是否非常厌恶解剖学上的性别差异？"

viii. 渴望拥有其他性别特征："是否很渴望拥有和你想体验的性别相匹配的第一性征或第二性征？"

B. 标注

i. 伴某种性发育障碍

2. 青少年性别烦躁 [F64.1, 452~459]

A. 入选标准：表现为至少 2 项以下症状，至少持续 6 个月。

i. 不一致性："是否深刻地感觉到自己的第一性征或第二性征和你的性别认同不一致？"

ii. 渴望改变："是否很渴望改变和你的性别认同不匹配的第一性征或第二性征？"

iii. 渴望拥有其他性别特征："是否很渴望拥有和你想体验的性别相匹配的第一性征或第二性征？"

iv. 渴望成为另一性别："是否很渴望成为另一性别的人？"

v. 渴望被当作另一性别对待："是否很渴望他人把你当成另外一种性别的人？"

vi. 坚信自己属于另一性别："是否坚信你所表现出的感受和反应与你所属的性别不同？"

B. 修饰词

i. 标注

• 伴某种性发育障碍。

• 变性后：个人已经开启另一性别的生活方式（无论变性是否合法），并且至少已经尝试过（或正准备进行）一种变性手术或治疗方法。

C. 替代性选择：如果一个患有性别烦躁的人出现的症状导致临床上显著的痛苦或功能受损，但不符合特定性别烦躁的全部诊断标准，则考虑未特定的性别焦虑症

［F64.9，459］。如果你希望解释一个人的症状未能符合全部诊断标准的特定原因，考虑其他特定的性别烦躁［F64.8，459］。

破坏性、冲动控制及品行障碍

DSM-5 第 461~480 页

筛查性问题："你是否经常感到非常烦躁不安，以至于出现对他人造成言语或身体伤害，或者虐待动物、破坏财物的行为？是否曾攻击他人、虐待动物、破坏财物、欺骗他人或偷东西？"

如果回答"是"，问："这些行为是否曾在学校或其他环境中给你与朋友、家人或权威人士的关系带来过严重的困扰？"

• 如果主要是持续的愤怒或争吵的问题，可以进一步参考对立违抗障碍的诊断标准。

• 如果主要是反复的行为爆发，可以进一步参考间歇性暴怒障碍的诊断标准。

• 如果主要是经常性违规的问题，可以进一步参考品行障碍的诊断标准。

　1. 对立违抗障碍［F91.3, 462~466］

本节包含了和具有自我反思能力的大龄儿童访谈时的问题。在询问较年幼的儿童或认知功能有限的儿童之前，请重新对这些问题进行梳理，和孩子的照料者进行访谈。

　　A. 入选标准：至少 6 个月里持续表现出愤怒、争辩和报复的行为模式，包括至少 4 项以下行为表现。

　　愤怒 / 易激惹的心境

　　i. 经常发脾气："是否经常冲别人发脾气？生气是否给你带来更多的问题？"

　　ii. 经常易激惹或容易生气："是否很容易被别人

激怒？"

iii. 经常生气和愤慨："是否大部分时间里都会感到生气？是否经常觉得别人让你的生活变得艰难？"

争辩/对抗的行为

i. 经常和成年人争辩："是否经常和父母或老师争辩？"

ii. 经常主动违抗规则或权威人士的要求："是否经常对抗规则或违背期望？"

iii. 经常故意激怒别人："是否经常让他人情绪失控，只为看他们的反应？"

iv. 自己有错误或不当行为却经常责怪他人："当你做了不该做的事被发现之后，是否总把错误推给别人？"

报复

i. 过去 6 个月里有过至少 2 次怀有恶意或报复性的行为："是否想过报复曾冤枉过你的人，并付诸行动？"

B. 入选标准：行为障碍在所处的社会环境会给个人或他人带来痛苦，或对社会功能造成影响。

C. 排除标准：问题并非仅发生在精神病性障碍、物质滥用、抑郁障碍、双相障碍或破坏性心境失调障碍的病程中。

2. 间歇性暴怒障碍 [F63.81, 466~469]

A. 入选标准：反复出现以下任意 1 项无法控制的攻击性冲动行为。

i. 言语或身体攻击："过去的 3 个月里，是否有过言语或行为上的冲动性爆发，比如攻击他人、虐待动物或破坏财物？"

　　　　ii.　3 次行为爆发，包括损坏或破坏财物和（或）人身攻击："过去的 12 个月里，是否曾攻击他人或破坏财物，并且发生过 3 次以上？过去的 3 个月里，是否有过至少 1 次的行为失控、冲动行事？"

　B.　入选标准：出现以下 3 项症状。

　　　　i.　攻击性程度与被挑衅或心理社会应激源不相称："如果回忆这些冲动行为，你是否能分辨出是什么事件或应激源导致的？你的反应是否比这些事件或应激源本身更激进或更极端？"

　　　　ii.　反复发作，并且没有预谋，也没有特定的目标："是否在生气或冲动时才会爆发？是否在没有任何征兆的情况下发生，也没有特定的目的（比如收敛钱财或恐吓他人）？"

　　　　iii.　爆发给个人带来了明显的痛苦，导致功能受损，或造成了经济或法律后果："爆发行为是否影响了你对自我的评价，以及你和朋友、家人及生活中其他人的相处方式？是否曾经因为冲动遭受过经济损失或引起法律后果？"

　C.　排除标准

　　　　i.　如果一个青少年的实际年龄（或相当的发育年龄）小于 6 岁，则不使用该诊断。

　　　　ii.　如果反复发作的攻击性爆发行为可以用其他精神障碍、躯体疾病或某种物质 / 药物的生理效应更好地解释，则不使用该诊断。

　　　　iii.　如果攻击行为仅出现在适应障碍的病程中，则不使用该诊断。

3.　品行障碍［F91.x, 469~475］

　A.　入选标准：主诉重复且持续地出现侵犯他人基本权利

或违反与年龄匹配的社会规范或规则的行为模式，在过去的 12 个月内至少出现以下 3 项症状，或在过去的 6 个月内至少出现以下 1 项症状。

i. 经常欺负、威胁或恐吓他人："是否会经常欺负、威胁或恐吓他人？"

ii. 经常挑起肢体冲突："是否会经常挑起打架？"

iii. 用过能对他人身体造成严重伤害的武器："是否使用过可能会对他人造成伤害的武器？比如球棒、砖头、破瓶子、刀或枪？"

iv. 对他人造成过身体伤害："是否对他人的身体造成过痛苦或伤害？"

v. 虐待动物："是否伤害过动物或虐待过动物？"

vi. 偷窃或抢劫："是否从他人身上强行抢走或偷走过某物？"

vii. 强迫他人发生性行为："是否强迫过别人发生性行为？"

viii. 故意纵火，目的是造成严重损失："是否曾故意纵火以伤害他人、动物或破坏财物？"

ix. 曾故意损坏他人财物："是否故意损坏过别人的东西？"

x. 曾擅自闯入他人的住所、建筑物或汽车："是否闯入过他人的住所、建筑物或汽车？"

xi. 经常为骗取物品或好处，或为了逃避责任而撒谎："你会经常为了逃学或旷工，或获得你想要的东西而撒谎吗？"

xii. 曾偷窃过价值不菲的东西："是否曾在他人不在的时候拿走过或偷过价值不菲的东西？"

xiii. 13 岁之前，不管父母的反对经常夜不归宿："13

岁之前，你是否在本该在家的时候经常夜不归宿？"

xiv. 住在父母家里或父母委托人家里期间，至少2次离家在外过夜，或出现过至少1次长时间不回家："曾经离家出走过吗？有过几次？是否离家出走后长时间不回家？"

xv. 13岁前经常逃学："是否在13岁前经常逃课或逃学？"

B. 修饰词

i. 标注

- 儿童期发生型［F91.1，470］：在10岁以前至少有1项上述的特征行为。

- 青少年期发生型［F91.2，470］：在10岁以前没有任何1项上述的特征行为。

- 未特定发生型［F91.9，470］：发病年龄未知。

- 伴有限的亲社会情感：一个青少年至少持续出现以下2项特征，包括缺乏自责或内疚情绪，极度缺乏同情心，不关心表现，以及情感表浅或匮乏。这些特征在多个关系和场景中出现，持续至少12个月。也就是说，这些特征反映了一个人典型的人际关系模式和情感功能，而不仅仅是偶发于某些场景。

ii. 严重程度

- 轻度：除构成诊断所需外，很少有其他品行问题，仅对他人造成轻微伤害。

- 中度。

- 重度：除构成诊断所需外，尚有许多品行问题，或对他人造成了极大的伤害。

C. 替代性选择

i. 如果一个青少年持续表现出愤怒和易激惹的情绪，伴有对抗和报复行为，至少持续 6 个月，则考虑对立违抗障碍［F91.3，462~466］。这种行为模式表现为至少 4 项下列症状：经常发脾气，易怒或容易被他人激怒，经常生气和怨恨，与成年人争辩，主动反抗或拒绝遵守成年人的要求或规则，故意惹恼他人，自己有错误或不良行为却责备他人，怀有恶意或报复心理。这些行为在过去的 6 个月内至少出现过 2 次。此外，考虑这些行为发生的频率和持续性与一个人的发育阶段之间的关系是至关重要的。对于 5 岁以下的儿童，在过去的 6 个月内，诊断时应满足在大部分时间出现过该行为。对于 5 岁或年龄更大的儿童，在过去的 6 个月内，诊断应满足每周至少发生 1 次该行为。该行为也必须导致临床上功能显著受损，并且不能仅在精神病性障碍、物质使用、抑郁障碍或双相障碍的病程中出现，且不能满足破坏性心境失调障碍的诊断标准。

ii. 如果一个青少年报告至少在 2 个场合出现过故意和有目的性的纵火行为，则考虑诊断为纵火狂［F63.1，476~477］。做出该诊断需要满足在纵火前感到紧张或情感唤起，对火感到迷恋，且在纵火、目睹火势时体会到愉快和放松。如果纵火是为了金钱、毁灭罪证、表达愤怒，或是受幻觉或妄想的影响，则不使用该诊断。如果纵火行为可以用智力障碍、品行障碍、躁狂发作或反社会型人格障碍更好地解释，则不使用该诊断。

iii. 如果一个青少年反复出现不可克制的偷窃冲动，偷来的物品并非自己所需，也不是为了物品的价值，则考虑诊断为偷窃狂［F63.2，478~479］。做出该诊断需要满足偷窃前感到紧张或情感唤起，且偷窃时感到愉快和放松。如果偷窃是因为生气、报复或妄想，则不使用该诊断。如果偷窃行为能用品行障碍、躁狂发作或反社会型人格障碍更好地解释，则不使用该诊断。

iv. 如果一个青少年表现出破坏性、冲动控制及品行障碍的症状特征，且症状导致临床上显著的痛苦或功能受损，且未满足已命名疾病的全部诊断标准，则考虑为未特定的破坏性、冲动控制及品行障碍［F91.9，480］。如果你希望解释一个人的症状未能符合全部诊断标准的特定原因，考虑为其他特定的破坏性、冲动控制及品行障碍［F91.8，479］。

物质相关及成瘾障碍

DSM-5 第 481~589 页

筛查性问题："在过去 1 年里，你是否曾饮酒，吸食过大麻，或使用过任何让你兴奋的东西？有没有和一个嗑药或饮酒的人一起坐车？有没有在独自一人的时候饮酒或吸毒？曾经是否通过喝酒或吸毒来放松自己？"

如果回答"是"，问："这些行为曾经在学校或其他环境中给你与朋友、家人的关系带来过严重的困扰吗？"

- 如果一个青少年报告的是物质使用问题，可以进一步参考每种特定物质的物质使用障碍的诊断标准。

- 如果一个青少年报告的是物质中毒问题，可以进一步参考每种特定物质的物质中毒的诊断标准。
- 如果一个青少年报告的是物质戒断问题，可以进一步参考每种特定物质的物质戒断的诊断标准。

1. 酒精使用障碍［F10.x0, 490~497］

A. 入选标准：酒精使用模式有问题，导致临床上显著的痛苦或功能受损，在 12 个月内表现为至少 2 项以下症状。

    i. 饮酒量或饮酒时间超出预期："是否发现自己比预期喝得更多，且饮酒的时间变得更长？"

    ii. 存在持续戒酒的欲望或尝试减少饮酒但未成功："是否曾想过少饮酒或戒酒？是否尝试过少饮酒或戒酒，却失败了？"

    iii. 花费大量时间："是否为了买酒、饮酒或从醉酒的状态中醒过来而花费了大量时间？"

    iv. 渴望："是否有极度想喝酒的时候？"

    v. 无法履行主要的职责："是否因为饮酒而多次出现无法履行家庭责任或者无法学习或工作的情况？"

    vi. 即便知道饮酒已经导致自己出现了人际关系或社交问题，仍然继续饮酒："即便怀疑，甚至知道饮酒已经导致自己的人际关系或社交问题加重，是否还会继续饮酒？"

    vii. 由于饮酒放弃社交："是否为了饮酒而减少或放弃了重要的社交、职业或娱乐活动？"

    viii. 在危险情况下饮酒："是否在可能造成人身伤害的情况下继续反复饮酒，比如出现酒驾或醉酒状态下操作机器的情况？"

    ix. 即便知道饮酒会造成躯体或心理问题，仍然继续饮酒："即便怀疑，甚至知道饮酒已经让自己的躯体或心理问题恶化，仍会继续饮酒吗？"

 x. 耐受：表现为以下 2 项中的任意 1 项。

- 使用量显著增加："是否发现，和以前的饮酒量相比，为了喝醉或达到饮酒的预期效果，需要显著增加酒精摄入量？"

- 效果明显减弱："是否发现，虽然饮酒量和以前一样，但是饮酒效果比以前显著降低了？"

 xi. 戒断：表现为以下 2 项中的任意 1 项。

- 出现典型的酒精戒断综合征："戒酒后，是否出现过戒断症状？"

- 使用同样或密切相关的物质来缓解或避免戒断症状："为了避免出现戒断症状，是否会不断喝酒或使用其他物质？"

B. 修饰词

 i. 标注

- 早期缓解。

- 持续缓解。

- 在受控的环境下。

 ii. 严重程度

- 轻度［F10.10，491］：出现上述 2~3 项症状。

- 中度［F10.20，491］：出现上述 4~5 项症状。

- 重度［F10.20,491］：出现上述 6 项或更多症状。

C. 替代性选择

 i. 如果患儿的母亲在妊娠期摄入的酒精量超过最小暴露量，导致该患儿出现了神经认知障碍、自我调节障碍和适应功能缺陷，则考虑该患儿患有与产前酒精接触有关的神经发育障碍和其他特定的神经发育障碍［F88，86］。产前酒精接触导致儿童在 18 岁之前出现这些症状，且导致临床上显著的痛苦或功能受损。

ii. 如果一个青少年使用酒精所致的问题无法归类为酒精使用障碍、酒精中毒、酒精戒断、酒精中毒性谵妄、酒精戒断性谵妄、酒精所致的神经认知障碍、酒精所致的精神病性障碍、酒精所致的双相障碍、酒精所致的抑郁障碍、酒精所致的焦虑障碍、酒精所致的性功能失调，或酒精所致的睡眠障碍，则考虑为未特定的酒精相关障碍［F10.99，503］。

2. 酒精中毒［F10.x29, 497~499］

A. 入选标准：在饮酒期间或饮酒后不久表现为至少 2 项以下症状或体征。

i. 口齿不清。

ii. 共济失调。

iii. 步态不稳。

iv. 眼球震颤。

v. 注意或记忆损害。

vi. 木僵或昏迷。

B. 入选标准：临床上出现显著的问题行为或心理变化。"从饮酒开始，是否觉察到自己的行为、情绪或判断力发生了显著的变化？是否会在饮酒后参加一些不良的社交活动或是否出现了一些不太正常的想法，而在清醒情况下不会有此类行为或想法？"

C. 排除标准：如果上述症状由其他躯体疾病导致或可以用其他精神障碍（包括由另一种物质引起的中毒）更好地解释，则不使用该诊断。

3. 酒精戒断［F10.23x，499~501］

    A. 入选标准：长期大量饮酒，在停止（或减少）饮酒的数小时至数天内出现至少以下 2 项症状。

        i.　自主神经活动亢进。

        ii.　手部震颤加重。

        iii.　失眠："过去几天里，是否发现比平常更难入睡和保持良好的睡眠？"

        iv.　恶心或呕吐："过去几天里，是否感到胃部不适、恶心或甚至想呕吐？"

        v.　短暂的幻视、幻触、幻听或错觉："过去几天里，是否有过以下体验，比如能看到、听到或感觉到他人看不到、听不见的东西？"

        vi.　精神运动性激越。

        vii.　焦虑："过去几天里，是否比平时更容易发愁或焦虑？"

        viii. 全身性强直阵挛发作。

    B. 排除标准：如果症状由其他躯体疾病导致或可以用其他精神障碍（包括由另一种物质引起的中毒或戒断）更好地解释，则不使用该诊断。

    C. 修饰词

        i.　标注

          • 伴知觉异常［F10.232，500］。

4. 咖啡因中毒［F15.929，503~506］

    A. 入选标准：在摄入咖啡因（通常摄入量超过 250 mg，例如 2~3 杯煮好的咖啡）后不久，临床上出现显著的问题行为或心理变化，表现为至少 5 项以下症状或体征。

        i.　烦躁："过去几个小时里，是否感觉比平时更加坐立不安？"

    ii. 紧张："过去几个小时里，是否感觉比平时更心神不宁或紧张？"

    iii. 兴奋："过去几个小时里，是否感觉比平常更兴奋？"

    iv. 失眠："过去几个小时里，是否感觉比平常更难入睡或保持良好的睡眠？"

    v. 面红。

    vi. 多尿："过去几个小时里，排尿次数是否增多，排尿量是否增多？"

    vii. 胃肠功能紊乱："过去几个小时里，是否出现胃部不适、恶心、呕吐或腹泻？"

    viii. 肌肉抽搐："过去几个小时，是否注意到自己出现了比平常更明显的肌肉抽搐？"

    ix. 漫无边际的思想和语言："过去几个小时里，你或其他人是否注意到你的语言过于冗长，甚至让人迷惑不解？"

    x. 心动过速或心律失常。

    xi. 精力充沛："过去几个小时里，是否感到自己总有使不完的劲儿？"

    xii. 精神运动性激越。

B. 排除标准：如果该症状由其他躯体疾病导致或可以用其他精神障碍（包括由另一种物质引起的中毒）更好地解释，则不使用该诊断。

C. 替代性选择：如果咖啡因摄入过多所致的问题无法归类为咖啡因中毒、咖啡因戒断、咖啡因所致的焦虑障碍或咖啡因所致的睡眠障碍，则考虑为未特定的咖啡因相关障碍 [F15.99，509]。

5. 咖啡因戒断［F15.93，506~508］

    A. 入选标准：持续摄入咖啡因，在停止（或减少）咖啡因摄入 24 小时内至少出现 3 项以下症状。

        i. 头痛："过去的一天内是否出现过头痛？"

        ii. 明显的疲劳或困倦："过去的一天内是否感到非常疲惫或困倦？"

        iii. 烦躁、抑郁或易怒："过去的一天内心情是否比平常更低落、更沮丧，或更容易发怒？"

        iv. 注意力难以集中："过去的一天内是否很难专心完成一项任务或参与一项活动？"

        v. 感冒样症状："过去的一天内是否出现过感冒样症状，如恶心、呕吐、肌肉疼痛或肌肉僵硬？"

    B. 排除标准：如果症状由其他躯体疾病导致或可以用其他精神障碍（包括由另一种物质引起的中毒或戒断）更好地解释，则不使用该诊断。

6. 大麻使用障碍［F12.x0，509~516］

    A. 入选标准：大麻使用模式有问题，导致临床上显著的痛苦或功能受损，在 12 个月内表现为至少 2 项以下症状。

        i. 大麻吸食量或吸食时间超出预期："是否发现自己吸食大麻的剂量比预想的多，且吸食的时间更长？"

        ii. 持续存在减少吸食大麻的欲望，或尝试减少大麻使用量但未成功："是否想过减少或停止吸食大麻？是否尝试过减少或停止吸食大麻，却失败了？"

        iii. 花费大量时间："是否为了购买大麻、吸食大麻，或从吸食大麻中清醒过来而花费了大量时间？"

iv. 渴望:"是否有极度想吸食大麻的时候?"

v. 无法履行主要职责:"是否因为吸食大麻而多次出现无法履行家庭责任,或者无法学习或工作的情况?"

vi. 即便知道吸食大麻已经导致自己出现了人际关系或社交问题,仍然继续吸食大麻:"即便怀疑,甚至知道吸食大麻已经导致自己的人际关系或社交问题加重,是否还会继续吸食大麻?"

vii. 由于吸食大麻放弃社交:"是否为了吸食大麻而减少或放弃了重要的社交、职业或娱乐活动?"

viii. 在危险情况下吸食大麻:"是否在可能造成人身伤害的情况下继续反复吸食大麻,比如在吸食大麻后的兴奋状态下开车或操作机器?"

ix. 即便知道吸食大麻会造成躯体或心理问题,仍然继续吸食大麻:"即便怀疑,甚至知道吸食大麻已经让自己的躯体或心理问题恶化,还会继续吸食大麻吗?"

x. 耐受:表现为以下 2 项中的任意 1 项。

- 使用量显著增加:"你是否发现,和以前的使用量相比,为了让自己变得兴奋或达到吸食大麻的预期效果,需要显著增加使用量?"

- 效果明显减弱:"你是否发现虽然吸食大麻的剂量和以前一样,但效果比以前显著降低了?"

xi. 戒断:表现为以下 2 项中的任意 1 项。

- 出现典型的大麻戒断综合征:"停止吸食大麻后,是否出现过戒断症状?"

- 使用同样或密切相关的物质来缓解或避免戒断症状:"为了避免出现大麻戒断症状,是否会不断吸食大麻或使用其他物质？"

B. 修饰词

 i. 标注

  • 早期缓解。

  • 持续缓解。

  • 在受控制的环境下。

 ii. 严重程度

  • 轻度〔F12.10，510〕：出现上述 2~3 项症状。

  • 中度〔F12.20，510〕：出现上述 4~5 项症状。

  • 重度〔F12.20,510〕：出现上述 6 项或更多症状。

C. 替代性选择：如果一个青少年使用大麻所致的问题无法归类为大麻使用障碍、大麻中毒、大麻戒断、大麻中毒性谵妄、大麻戒断性谵妄、大麻所致的神经认知障碍、大麻所致的精神病性障碍、大麻所致的双相障碍、大麻所致的抑郁障碍、大麻所致的焦虑障碍、大麻所致的性功能失调或大麻所致的睡眠障碍，则考虑为未特定的大麻相关障碍〔F12.99，519〕。

7. 大麻中毒〔F12.x2x，516~517〕

A. 入选标准：在吸食大麻后不久表现为至少 2 项以下症状或体征。

 i. 眼结膜充血。

 ii. 食欲增加："过去几小时是否比平常更容易饥饿？"

 iii. 口干："过去几个小时里有没有感到过口干？"

 iv. 心动过速。

B. 入选标准：临床上出现显著的问题行为或心理变化。"自吸食大麻以来，是否觉察到自己的情绪、判断力、与他人互动的能力或感知时间的能力发生了显著变化？是否会参加一些不良的社交活动或是否出现了一

些不太正常的想法，而不吸食大麻时不会有此类行为
或想法？"

C. 排除标准：如果症状由其他躯体疾病导致或可以用其
他精神障碍（包括由另一种物质引起的中毒）更好地
解释，则不使用该诊断。

D. 修饰词

　　i. 标注

　　　　• 伴知觉异常［F12.x22，516］。

8. 大麻戒断［F12.288，517~519］

A. 入选标准：长期大量吸食大麻，在停止（或减少）吸
食大麻的 1 周内出现至少 3 项以下症状。

　　i. 易怒、生气或表现出攻击性："过去 1 周左右是否
感到自己变得更烦躁，更容易生气，或者随时都
会和他人对抗或攻击他人？"

　　ii. 紧张或焦虑："过去 1 周左右是否比平时更容易担
心或焦虑呢？"

　　iii. 睡眠困难："过去 1 周左右是否做过噩梦或发现比
平时更难入睡和保持良好的睡眠？"

　　iv. 食欲下降或体重减轻："过去 1 周左右是否没那么
容易饿，甚至出现体重减轻？"

　　v. 烦躁："过去 1 周左右是否比平时更容易坐立
不安？"

　　vi. 抑郁情绪："过去 1 周左右，心情是否比平时更低
落或更沮丧？"

　　vii. 躯体症状："过去 1 周左右身体是否出现异常，比
如胃痛、手抖、出汗、发热、浑身发冷或头痛？"

B. 排除诊断：如果症状由其他躯体疾病导致或可以用其
他精神障碍（包括由另一种物质引起的中毒或戒断）

更好地解释，则不使用该诊断。

9. 苯环利定或其他致幻剂使用障碍［F16.x0，520~527］

A. 入选标准：苯环利定或其他致幻剂的使用模式有问题，导致临床上显著的痛苦或功能受损，在 12 个月内表现为至少 2 种以下症状。

  i. 苯环利定或其他致幻剂的使用量或使用时间超出预期："是否发现自己使用致幻剂的剂量比预想的多，且使用时间变得更长？"

  ii. 持续存在减少使用致幻剂的欲望，或尝试减少使用量但未成功："是否想过减少或停止使用致幻剂？是否尝试过减少或停止使用致幻剂，却失败了？"

  iii. 花费大量时间："是否为了购买致幻剂、使用致幻剂或从使用致幻剂中恢复正常而花费了大量时间？"

  iv. 渴望："是否有极度想使用致幻剂的时候？"

  v. 无法履行主要的职责："是否因为使用致幻剂多次出现无法履行家庭责任，无法学习或工作的情况？"

  vi. 即便知道使用致幻剂已经导致自己出现了人际关系或社交问题，仍然继续使用致幻剂："即便怀疑，甚至知道使用致幻剂已经导致自己的人际关系或社交问题加重，是否还会继续使用？"

  vii. 由于使用致幻剂放弃社交："是否为了使用致幻剂而减少或放弃了重要的社交、职业或娱乐活动？"

  viii. 在危险情况下使用致幻剂："是否在可能造成人身伤害的情况下继续反复使用致幻剂，比如在使用致幻剂所致的兴奋状态下开车或操作机器？"

ix. 即便知道使用致幻剂会造成躯体或心理问题，仍然继续使用："即便怀疑，甚至知道使用致幻剂已经让自己的躯体或心理问题恶化，还会继续使用吗？"

x. 耐受：表现为以下 2 项中的任意 1 项。

- 使用量显著增加："是否发现，和以前的使用量相比，为了达到使用致幻剂的预期效果，需要显著增加使用量？"

- 效果明显减弱："是否发现，虽然使用致幻剂的剂量和以前一样，但是效果比以前显著降低了？"

B. 修饰词

i. 标注

- 早期缓解。

- 持续缓解。

- 在受控制的环境下。

ii. 严重程度

- 轻度［F16.10, 521/524］：出现上述 2~3 项症状。

- 中度［F16.20, 521/524］：出现上述 4~5 项症状。

- 重度［F16.20, 521/524］：出现上述 6 项或更多症状。

C. 替代性选择：如果一个青少年使用苯环利定或其他致幻剂所致的问题无法归类为苯环利定或其他致幻剂使用障碍、苯环利定或其他致幻剂中毒、苯环利定或其他致幻剂戒断、苯环利定或其他致幻剂中毒性谵妄、苯环利定或其他致幻剂戒断性谵妄、苯环利定或其他致幻剂所致的神经认知障碍、苯环利定或其他致幻剂所致的精神病性失调、苯环利定或其他致幻剂所致的双相障碍、苯环利定或其他致幻剂所致的抑郁障碍、苯环利定或其他致幻剂所致的焦虑障碍、苯环利定或其他致幻剂所致的性功能失调、苯环利定或其他致幻剂所致的睡眠障碍，则考虑为未特定的苯环利定相关障碍或未特定的致幻剂相关障碍［F16.99，533］。

10. 苯环利定或其他致幻剂中毒［F16.x29，527~530］

　　A. 入选标准：在致幻剂使用期间或使用后不久表现为至少 2 项以下症状或体征。

　　苯环利定中毒

　　i.　　垂直性或水平性眼球震颤。

　　ii.　 高血压或心动过速。

　　iii.　麻木或对疼痛的反应减弱。

　　iv.　 共济失调。

　　v.　　构音障碍。

　　vi.　 肌肉僵直。

　　vii.　癫痫发作或昏迷。

　　viii. 听觉过敏。

　　其他致幻剂中毒

　　i.　　瞳孔扩大。

　　ii.　 心动过速。

　　iii.　出汗："服用致幻剂后，出汗量是否有变化？"

　　iv.　 心悸："服用致幻剂后，心率是否比平常更快、更强烈或出现心律失常？"

　　v.　　视物模糊："服用致幻剂后，是否出现视物模糊？"

　　vi.　 震颤。

　　vii.　共济失调："服用致幻剂后，是否出现行走或移动困难？"

　　B. 入选标准：临床上出现显著的问题行为或心理变化。

"自使用致幻剂以来，是否觉察到自己的情绪、判断力、与他人互动的能力或感知时间的能力发生了显著变化？是否会参加一些不良的社交活动或是否出现了一些不太正常的想法，而不使用致幻剂时不会有此类行为或想法？"

C. 排除标准：如果症状由其他躯体疾病导致或可以用其他精神障碍（包括由另一种物质引起的中毒）更好地解释，则不使用该诊断。

11. 吸入剂使用障碍［F18.x0，533~538］

A. 入选标准：吸入剂使用模式有问题，导致临床上显著的痛苦或功能受损，在 12 个月内表现为至少 2 项以下症状。

i. 吸入剂使用量或使用时间超出预期："是否发现自己使用吸入剂的剂量比预想的多，且使用时间变得更长？"

ii. 持续存在减少使用吸入剂的欲望，或尝试减少吸入剂的使用但未成功："是否曾经想过减少或停止使用吸入剂？是否尝试过减少或停止使用吸入剂，却失败了？"

iii. 花费大量时间："是否为了购买吸入剂、使用吸入剂，或从使用吸入剂中恢复正常而花费了大量时间？"

iv. 渴望："是否有极度想使用吸入剂的时候？"

v. 无法履行主要职责："是否因为使用吸入剂而多次出现无法履行家庭责任，无法学习或工作的情况？"

vi. 即便知道使用吸入剂已经导致自己出现了人际关系或社交问题，仍然继续使用吸入剂："即便怀疑，甚至知道使用吸入剂已经导致自己的人际关系或社交问题加重，是否还会继续使用？"

vii. 由于使用吸入剂放弃社交："是否为了使用吸入剂而减少或放弃了重要的社交、职业或娱乐活动？"

viii. 在危险情况下使用吸入剂："是否在可能造成人身伤害的情况下继续反复使用吸入剂，比如在兴奋的状态下开车或操作机器？"

ix. 即便知道使用吸入剂会造成躯体或心理问题，仍然继续使用："即便怀疑，甚至知道使用吸入剂已经让自己的躯体或心理问题恶化，还会继续使用吗？"

x. 耐受：表现为以下 2 项中的任意 1 项。

- 使用量显著增加："是否发现，和以前的使用量相比，为了让自己获得快感或达到使用吸入剂的预期效果，需要显著增加使用量？"

- 效果明显减弱："是否发现，虽然使用吸入剂的剂量和以前一样，但是效果比以前显著降低了？"

B. 修饰词

i. 标注

- 早期缓解。

- 持续缓解。

- 在受控的环境下。

ii. 严重程度

- 轻度［F18.10，534］：出现上述 2~3 项症状。

- 中度［F18.20，534］：出现上述 4~5 项症状。

- 重度［F18.20，534］：出现上述 6 项或更多症状。

C. 替代性选择：如果一个青少年使用吸入剂所致的问题

无法归类为吸入剂使用障碍、吸入剂中毒、吸入剂戒断、吸入剂中毒性谵妄、吸入剂戒断性谵妄、吸入剂所致的精神病性障碍、吸入剂所致的双相障碍、吸入剂所致的抑郁障碍、吸入剂所致的焦虑障碍、吸入剂所致的性功能失调或吸入剂所致的睡眠障碍，则考虑为未特定的吸入剂相关障碍 [F18.99，540]。

12. 吸入剂中毒 [F18.x29，538~540]

A. 入选标准：在短期内有意或无意大量使用吸入剂后，表现为至少 2 项以下症状或体征。

i. 头晕："使用吸入剂之后，是否感觉身体在摇晃或要摔倒？"

ii. 眼球震颤。

iii. 共济失调："是否出现行走或移动困难？"

iv. 口齿不清。

v. 步态不稳。

vi. 嗜睡："使用吸入剂之后，是否感觉非常想睡觉或明显的精力不足？"

vii. 反射抑制。

viii. 精神运动性迟滞。

ix. 震颤。

x. 全身肌肉无力。

xi. 视物模糊或复视："使用吸入剂之后，是否会出现视物模糊或看东西重影？"

xii. 木僵或昏迷。

xiii. 欣快："使用吸入剂之后，是否生理和心理上都感到极度兴奋或快乐？"

B. 入选标准：临床上出现显著的问题行为或心理变化。"从使用吸入剂开始，是否觉察到自己的情绪、判断力、与他人互动的能力或感知时间的能力发生了显著变化？是否会参加一些不良的社交活动或是否出现了一些不太正常的想法，而不使用吸入剂时并不会有此类行为或想法？"

C. 排除标准：如果该症状由其他躯体疾病导致或可以用其他精神障碍（包括由另一种物质引起的中毒）更好地解释，则不使用该诊断。

13. 阿片类物质使用障碍［F11.x0，541~546］

A. 入选标准：阿片类物质使用模式有问题，导致临床上显著的痛苦或功能受损，在 12 个月内表现为至少 2 项以下症状。

i. 阿片类物质使用量或使用时间超出预期："是否发现自己使用阿片类物质的剂量比预想的多，且使用时间变得更长？"

ii. 持续存在减少使用阿片类物质的欲望，或尝试减少使用阿片类物质但未成功："是否想过减少或停止使用阿片类物质？是否尝试过减少或停止使用阿片类物质，却失败了？"

iii. 花费大量时间："是否为了购买阿片类物质、使用阿片类物质，或从使用阿片类物质中恢复正常而花费了大量时间？"

iv. 渴望："是否有极度想使用阿片类物质的时候？"

v. 无法履行主要的职责："是否曾经因为使用阿片类物质而多次出现无法履行家庭责任，无法学习或工作的情况？"

vi. 即便知道使用阿片类物质已经导致自己出现了人际关系或社交问题，仍然继续使用阿片类物质："即便怀疑，甚至知道使用阿片类物质已经让自己的人际关系或社交问题加重，是否还会继续使用？"

vii. 由于使用阿片类物质放弃社交："是否为了使用阿片类物质而减少或放弃了重要的社交、职业或娱乐活动？"

viii. 在危险情况下使用阿片类物质："是否在可能造成人身伤害的情况下继续反复使用阿片类物质，比如在兴奋的状态下开车或操作机器？"

ix. 即便知道使用阿片类物质会造成躯体或心理问题，仍然继续使用："即便怀疑，甚至知道使用阿片类物质已经让自己的躯体或心理问题恶化，还会继续使用吗？"

x. 耐受：表现为以下 2 项中的任意 1 项。

- 使用量显著增加："是否发现，和以前的使用量相比，为了让自己获得快感或达到使用阿片类物质的预期效果，需要显著增加使用量？"

- 效果明显减弱（不包括在医学监督下服用阿片类物质）："是否发现，虽然使用阿片类物质的剂量和以前一样，但效果比以前显著降低了？"

xi. 戒断：至少表现为以下 2 项中的任意 1 项。

- 出现典型的阿片类物质戒断综合征："停止使用阿片类物质后，是否出现过戒断症状？"

- 使用同样或密切相关的物质来缓解或避免戒断症状："为了避免出现阿片类物质的戒断症状，是否会使用阿片类物质或其他物质？"

B. 修饰词

i. 标注

- 早期缓解。

- 持续缓解。

- 维持治疗。

- 在受控的环境下。

ⅱ. 严重程度

- 轻度［F11.10，542］：出现上述 2~3 项症状。

- 中度［F11.20，542］：出现上述 4~5 项症状。

- 重度［F11.20,542］：出现上述 6 项或更多症状。

C. 替代性选择：如果一个青少年使用阿片类物质所致的问题无法归类为阿片类物质使用障碍、阿片类物质中毒、阿片类物质戒断、阿片类物质中毒性谵妄、阿片类物质戒断性谵妄、阿片类物质所致的精神病性障碍、阿片类物质所致的双相障碍、阿片类物质所致的抑郁障碍、阿片类物质所致的焦虑障碍、阿片类物质所致的性功能失调或阿片类物质所致的睡眠障碍，则考虑为未特定的阿片类物质相关障碍［F11.99，550］。

14. 阿片类物质中毒［F11.x2x，546~547］

A. 入选标准：在使用阿片类物质后不久出现瞳孔缩小，且表现为至少 1 项以下症状。

ⅰ. 嗜睡或昏迷。

ⅱ. 言语含糊不清。

ⅲ. 注意力或记忆力受损。

B. 入选标准：临床上出现显著的问题行为或心理变化。"从使用阿片类物质开始，是否觉察到自己的情绪、判断力、与他人互动的能力或感知时间的能力发生了显著的变化？是否会参加一些不良的社交活动或是否出现了一些不太正常的想法，而不使用阿片类物质时并不会有此类行为或想法？"

C. 排除标准：如果症状是由其他躯体疾病导致的或可以

用其他精神障碍（包括由另一种物质引起的中毒）更好地解释，则不使用该诊断。

D. 修饰词

   i. 标注

     • 伴知觉异常［F11.x22，546~547］。

15. **阿片类物质戒断**［F11.23，547~549］

A. 入选标准：长期大量使用阿片类物质，在停止或减少使用阿片类物质后，或者在使用阿片类物质之后服用阿片类物质拮抗剂后的几分钟至几天的时间内出现至少3项以下症状。

   i. 烦躁情绪："过去的几天里，心情是否比平常更低落或沮丧？"

   ii. 恶心或呕吐："过去的几天里，是否出现过胃部不适、恶心，甚至想呕吐？"

   iii. 肌肉酸痛："过去的几天里，是否出现过肌肉疼痛或酸痛？"

   iv. 流泪、流涕："过去的几天里，是否注意到自己没有哭的时候也会流泪？是否注意到自己比平常更容易流鼻涕或者流出透明液体？"

   v. 瞳孔扩大、汗毛竖起或出汗。

   vi. 腹泻："过去的几天里，是否比平时排便更频繁或排稀便？"

   vii. 打哈欠："过去的几天里，是否比平常更容易打哈欠？"

   viii. 发热。

   ix. 失眠："过去的几天里，是否比平常更难以入睡和保持良好的睡眠？"

B. 排除标准：如果症状是由其他躯体疾病导致的或可以

用其他精神障碍（包括由另一种物质引起的中毒或戒断）更好地解释，则不使用该诊断。

16. 镇静剂、催眠药或抗焦虑药使用障碍［F13.x0，550~556］

　A. 入选标准：镇静剂、催眠药或抗焦虑药的使用模式有问题，导致临床上显著的痛苦或功能受损，在 12 个月内表现为至少 2 项以下症状。

　　i. 镇静剂、催眠药或抗焦虑药的使用量或使用时间超出预期："是否发现自己使用镇静剂、催眠药或抗焦虑药的剂量比预想的多，且使用时间变得更长？"

　　ii. 持续存在减少使用镇静剂、催眠药或抗焦虑药的欲望，或尝试减少使用镇静剂、催眠药或抗焦虑药但未成功："是否想过减少或停止使用镇静剂、催眠药或抗焦虑药？是否尝试减少或停止使用镇静剂、催眠药或抗焦虑药，却失败了？"

　　iii. 花费大量时间："是否为了购买或者使用镇静剂、催眠药或抗焦虑药，或从使用镇静剂、催眠药或抗焦虑药中恢复正常而花费了大量时间？"

　　iv. 渴望："是否有极度想使用镇静剂、催眠药或抗焦虑药的时候？"

　　v. 无法履行主要的职责："是否因为使用镇静剂、催眠药或抗焦虑药多次出现无法履行家庭责任，无法学习或工作的情况？"

　　vi. 即便知道使用镇静剂、催眠药或抗焦虑药已经导致自己出现了人际关系或社交问题，仍然继续使用镇静剂、催眠药或抗焦虑药："即便怀疑，甚至知道使用镇静剂、催眠药或抗焦虑药已经导致自己的人际关系或社交问题加重，是否还会继续使用?"

vii. 由于使用镇静剂、催眠药或抗焦虑药放弃社交: "是否为了使用镇静剂、催眠药或抗焦虑药而减少或放弃了重要的社交、职业或娱乐活动?"

viii. 在危险情况下使用镇静剂、催眠药或抗焦虑药: "是否在可能造成人身伤害的情况下继续反复使用镇静剂、催眠药或抗焦虑药,比如在兴奋的状态下开车或操作机器?"

ix. 即便知道使用镇静剂、催眠药或抗焦虑药会造成躯体或心理问题,仍然继续使用:"即便怀疑,甚至知道使用镇静剂、催眠药或抗焦虑药已经让自己的躯体或心理问题恶化,还会继续使用吗?"

x. 耐受:表现为以下 2 项中的任意 1 项。

- 使用量显著增加:"是否发现,和以前的使用量相比,为了达到使用镇静剂、催眠药或抗焦虑药的预期效果,需要显著增加镇静剂、催眠药、或抗焦虑药的使用量?"

- 效果明显减弱:"是否发现,虽然使用镇静剂、催眠药或抗焦虑药的剂量和以前一样,但是效果比以前显著降低了?"

xi. 戒断:至少表现为以下 2 项中的任意 1 项。

- 出现典型的镇静剂、催眠药或抗焦虑药戒断综合征:"停止使用镇静剂、催眠药或抗焦虑药后,是否出现过戒断症状?"

- 使用同样或密切相关的物质来缓解或避免戒断症状:"为了避免出现戒断症状,是否会使用镇静剂、催眠药、抗焦虑药或其他物质?"

B. 修饰词

    i.　标注

- 早期缓解。

- 持续缓解。

- 在受控制的环境下。

    ii.　严重程度

- 轻度〔F13.10，552〕：出现上述 2~3 项症状。

- 中度〔F13.20，552〕：出现上述 4~5 项症状。

- 重度〔F13.20，552〕：出现上述 6 项或更多症状。

C. 替代性选择：如果一个青少年使用镇静剂、催眠药或抗焦虑药所致的问题无法归类为镇静剂、催眠药或抗焦虑药使用障碍，镇静剂、催眠药或抗焦虑药中毒，镇静剂、催眠药或抗焦虑药戒断，镇静剂、催眠药或抗焦虑药中毒性谵妄，镇静剂、催眠药或抗焦虑药戒断性谵妄，镇静剂、催眠药或抗焦虑药所致的精神病性障碍，镇静剂、催眠药或抗焦虑药所致的双相障碍，镇静剂、催眠药或抗焦虑药所致的抑郁障碍，镇静剂、催眠药或抗焦虑药所致的焦虑障碍，镇静剂、催眠药或抗焦虑药所致的性功能失调，或镇静剂、催眠药或抗焦虑药所致的睡眠障碍，则考虑为未特定的镇静剂、催眠药或抗焦虑药相关障碍〔F13.99，560〕。

17. 镇静剂、催眠药或抗焦虑药中毒〔F13.x29，556~557〕

A. 入选标准：在使用镇静剂、催眠药或抗焦虑药后不久出现至少 1 项以下症状。

    i.　言语含糊不清。

    ii.　共济失调。

    iii.　步态不稳。

    iv.　眼球震颤。

v. 认知损害（如注意力或记忆力受损）。

vi. 木僵或昏迷。

B. 入选标准：临床上出现显著的问题行为或心理变化。"从使用镇静剂、催眠药或抗焦虑药开始，是否觉察到自己的情绪、判断力、与他人互动的能力或感知时间的能力发生了显著的变化？是否会参加一些不良的社交活动或是否出现了一些不太正常的想法，而不使用镇静剂、催眠药或抗焦虑药时并不会有此类行为或想法？"

C. 排除标准：如果症状是由其他躯体疾病导致的或可以用其他精神障碍（包括由另一种物质引起的中毒）更好地解释，则不使用该诊断。

18. 镇静剂、催眠药或抗焦虑药戒断［F13.23x，557~560］

A. 入选标准：长期大量使用镇静剂、催眠药或抗焦虑药，在停止（或减少）使用镇静剂、催眠药或抗焦虑药之后的几小时至几天的时间内出现至少 2 项以下症状。

i. 自主神经活动亢进。

ii. 手抖。

iii. 失眠："过去的几天里，是否发现比平常更难入睡和保持良好的睡眠？"

iv. 恶心或呕吐："过去的几天里，是否感到胃部不适、恶心，甚至想呕吐？"

v. 短暂的幻视、幻触、幻听或错觉："过去的几天里，是否有过这样的体验，比如能看到、听到或感觉到他人看不到、听不见的东西？"

vi. 精神运动性激越。

vii. 焦虑："过去的几天里，是否比平时更容易发愁或焦虑？"

   viii. 癫痫大发作。

 B. 排除标准：如果症状是由其他躯体疾病导致的或可以用其他精神障碍（包括由另一种物质引起的中毒或戒断）更好地解释，则不使用该诊断。

 C. 修饰词

  i. 标注

   • 伴知觉异常［F13.232，558］。

19. 兴奋剂使用障碍［F1x.x0，561~567］

 A. 包括：兴奋剂使用模式有问题，导致临床上显著的痛苦或功能受损，在 12 个月内表现为至少 2 项以下症状。

  i. 兴奋剂的使用量或使用时间超出预期："是否发现自己使用兴奋剂的剂量比预想的多，且使用时间变长了？"

  ii. 持续存在减少使用兴奋剂的欲望，或尝试减少使用兴奋剂但未成功："是否想过减少或停止使用兴奋剂？是否尝试减少或停止使用兴奋剂，却失败了？"

  iii. 花费大量时间："是否为了购买兴奋剂、使用兴奋剂，或从使用兴奋剂中恢复正常而花费了大量时间？"

  iv. 渴望："是否有极度想使用兴奋剂的时候？"

  v. 无法履行主要的职责："是否因为使用兴奋剂而多次出现无法履行家庭责任，无法学习或工作的情况？"

  vi. 即便知道使用兴奋剂已经导致自己出现了人际关系或社交问题，仍然继续使用兴奋剂："即便怀疑，甚至知道使用兴奋剂已经导致自己的人际关系或社交问题加重，是否还会继续使用？"

vii. 为了使用兴奋剂放弃社交："是否为了使用兴奋剂而减少或放弃了重要的社交、职业或娱乐活动？"

viii. 在危险情况下使用兴奋剂："是否在可能造成人身伤害的情况下继续反复使用兴奋剂，比如在兴奋状态下开车或操作机器？"

ix. 即便知道使用兴奋剂会造成躯体或心理问题，仍然继续使用："即便怀疑，甚至知道使用兴奋剂已经让自己的躯体或心理问题恶化，还会继续使用吗？"

x. 耐受：表现为以下 2 项中的任意 1 项。（如果在医学监督下按规定服用兴奋剂，则不符合该诊断标准。）

• 使用量显著增加："是否发现，和以前的兴奋剂使用量相比，为了让自己变得兴奋或达到使用兴奋剂的预期效果，需要显著增加兴奋剂的使用量？"

• 效果明显减弱（不包括在医学监督下服用用于治疗注意缺陷 / 多动障碍或发作性睡病的兴奋剂）："是否发现，虽然使用兴奋剂的剂量和以前一样，但是效果比以前显著降低了？"

xi. 戒断：至少表现为以下 2 项中的任意 1 项。（如果在医学监督下按规定服用兴奋剂，则不符合该诊断标准。）

• 出现典型的兴奋剂戒断综合征："停止使用兴奋剂后，是否出现过戒断症状？"

• 使用同样或密切相关的物质来缓解或避免戒断症状（不包括在医学监督下服用用于治疗注意缺陷 / 多动障碍或发作性睡病的兴奋剂）："为

了避免出现戒断症状，是否会使用兴奋剂或其他物质？"

B. 修饰词

   i. 特定的兴奋剂

- 苯丙胺类物质。

- 可卡因。

- 其他或未特定的兴奋剂。

   ii. 标注

- 早期缓解。

- 持续缓解。

- 在受控制的环境下。

   iii. 严重程度

- 轻度［F1x.10，562］：出现上述 2~3 项症状。

- 中度［F1x.20，562］：出现上述 4~5 项症状。

- 重度［F1x.20，562］：出现上述 6 项或更多症状。

C. 替代性选择：如果一个青少年使用兴奋剂所致的问题无法归类为兴奋剂使用障碍、兴奋剂中毒、兴奋剂戒断、兴奋剂中毒性谵妄、兴奋剂戒断性谵妄、兴奋剂所致的精神病性障碍、兴奋剂所致的双相障碍、兴奋剂所致的抑郁障碍、兴奋剂所致的焦虑障碍、兴奋剂所致的性功能失调或兴奋剂所致的睡眠障碍，则考虑为未特定的兴奋剂相关障碍［F1x.99，570］。

20. 兴奋剂中毒［F1x.x2x，567~569］

A. 入选标准：在使用兴奋剂后不久出现至少 2 项以下症状。

   i. 心动过速或心动过缓。

   ii. 瞳孔扩大。

   iii. 血压升高或降低。

  iv. 出汗或发冷："过去的几个小时里，是否比平常更容易出汗或发冷？"

  v. 恶心或呕吐："过去的几个小时里，是否感到胃部不适、恶心，甚至想呕吐？"

  vi. 体重明显减轻。

  vii. 精神运动性激越或迟滞。

  viii. 肌力减弱、呼吸抑制、胸痛或心律失常。

  ix. 意识模糊、抽搐、运动障碍、肌张力障碍或昏迷。

B. 入选标准：临床上出现显著的问题行为或心理变化。"从使用兴奋剂开始，是否觉察到自己的情绪、判断力、与他人互动的能力或感知时间的能力发生了显著的变化？是否会参加一些不良的社交活动或是否出现了一些不太正常的想法，而不使用兴奋剂时不会有此类行为或想法？"

C. 排除标准：如果症状是由其他躯体疾病导致的或可以用其他精神障碍（包括由另一种物质引起的中毒）更好地解释，则不使用该诊断。

D. 修饰词

  i. 标注

   • 特定的兴奋剂：苯丙胺、可卡因或其他兴奋剂。

   • 伴知觉异常［F1x.x29，567］。

21. 兴奋剂戒断［F1x.23，569~570］

A. 入选标准：长期大量使用兴奋剂，在停止或减少使用兴奋剂之后的几小时至几天的时间内出现以下症状。

  i. 烦躁情绪："过去的几个小时里，心情是否比平常更低落或沮丧？"

B. 入选标准：同时出现至少 2 项以下症状。

  i. 疲劳："过去的几个小时或几天内，是否感到极度

　　　　的困倦或疲惫？"

　　ii.　出现生动、不愉快的梦境："过去的几个小时或几
　　　　天内，是否出现过异常生动、不愉快的梦境？"

　　iii.　失眠或嗜睡："过去的几个小时或几天内，是否比
　　　　平常更难以入睡和保持睡眠？或者，是否比平常
　　　　更嗜睡？"

　　iv.　食欲增加："过去的几个小时或几天内，是否比平
　　　　常更想吃东西？"

　　v.　精神运动性迟滞或激越。

C.　排除标准：如果症状是由其他躯体疾病导致的或可以
　　用其他精神障碍（包括由另一种物质引起的中毒或戒
　　断）更好地解释，则不使用该诊断。

D.　修饰词
　　i.　标注
　　　　• 特定的兴奋剂：苯丙胺、可卡因或其他兴奋剂。

22.　烟草使用障碍［xxx.x，571~574］

A.　入选标准：烟草使用模式有问题，导致临床上显著的
　　痛苦或功能受损，在 12 个月内表现为至少 2 项以下
　　症状。

　　i.　烟草使用量或使用时间超出预期："是否发现自
　　　　己使用烟草的数量比预想的多，且使用时间更
　　　　长了？"

　　ii.　持续存在减少使用烟草的欲望或尝试减少使用烟
　　　　草但未成功："是否想过减少或停止使用烟草？是
　　　　否尝试过减少或停止使用烟草，却失败了？"

　　iii.　花费大量时间："是否为了购买烟草、使用烟草，
　　　　或从使用烟草中恢复正常而花费了大量时间？"

　　iv.　渴望："是否有极度想使用烟草的时候？"

v. 无法履行主要的职责："是否因为使用烟草而多次出现无法履行家庭责任，无法学习或无法工作的情况？"

vi. 即便知道使用烟草已经导致自己出现了人际关系或社交问题，仍然继续使用烟草："即便怀疑，甚至知道使用烟草已经导致自己的人际关系或社交问题加重，是否还会继续使用？"

vii. 为了使用烟草放弃社交："是否为了使用烟草而减少或放弃了重要的社交、职业或娱乐活动？"

viii. 在危险情况下使用烟草："是否在构成人身危险的情况下继续反复使用烟草，比如在床上抽烟？"

ix. 即便知道使用烟草会造成躯体或心理问题，仍然继续使用："即便怀疑，甚至知道使用烟草已经让自己的躯体或心理问题恶化，还会继续使用吗？"

x. 耐受：表现为以下 2 项中的任意 1 项。

- 使用量显著增加："是否发现，和以前的烟草使用量相比，为了达到使用烟草的预期效果，需要显著增加烟草使用量？"
- 效果明显减弱："是否发现，虽然烟草使用量和以前一样，但是效果比以前显著降低了？"

xi. 戒断：表现为以下 2 项中的至少 1 项。

- 出现典型的烟草戒断综合征："停止使用烟草后，是否出现过戒断症状？"
- 使用同样或密切相关的物质来缓解或避免戒断症状："为了避免出现烟草戒断症状，是否需要使用烟草或其他物质？"

B. 修饰词

i. 标注

- 早期缓解。

- 持续缓解。

- 维持治疗。

- 在受控制的环境下。

　ii.　严重程度

- 轻度［Z72.0，572］：出现上述 2~3 项症状。

- 中度［F17.200，572］：出现上述 4~5 项症状。

- 重度［F17.200,572］：出现上述 6 项或更多症状。

C.　替代性选择：如果一个青少年存在使用烟草所致的问题，却不符合特定的诊断标准，则考虑为未特定的烟草相关障碍［F17.209，577］。

23.　烟草戒断［F17.203，575~576］

A.　入选标准：每天抽烟，至少持续几周，在停止（或减少）使用烟草之后的 24 小时内出现至少 4 项以下症状。

　i.　烦躁、沮丧或愤怒："过去的 24 小时内，是否比以前更加烦躁、沮丧或愤怒？"

　ii.　焦虑："过去的 24 小时内，是否比平常更容易担心或焦虑？"

　iii.　注意力难以集中："过去的 24 小时内，是否难以专注于某项任务或参与某个活动？"

　iv.　食欲增加："过去的 24 小时内，是否比平常更想吃东西？"

　v.　烦躁："过去的 24 小时内，是否比平常更容易坐立不安？"

　vi.　抑郁情绪："过去的 24 小时内，是否比平常更容易失落或沮丧？"

　vii.　失眠："过去的 24 小时内，是否比平常更难以入睡和保持良好的睡眠？"

B. 排除标准：如果症状是由其他躯体疾病导致的或可以用其他精神障碍（包括由另一种物质引起的中毒或戒断）更好地解释，则不使用该诊断。

24. 其他（或未知）物质使用障碍［F19.x0，577~580］

A. 入选标准：有毒物质的使用模式有问题，该有毒物质无法列入前述提到的其他物质类别，且导致临床上显著的痛苦或功能受损，在 12 个月内表现为至少 2 项以下症状。

 i. 该物质的使用量和使用时间超出预期："是否发现自己使用该物质的剂量比预想的多，且使用时间更长了？"

 ii. 持续存在减少使用该物质的欲望，或尝试减少使用该物质但未成功："是否想过减少或停止使用该物质？是否尝试过减少或停止使用该物质，却失败了？"

 iii. 花费大量时间："是否为了购买该物质、使用该物质，或从使用该物质中恢复正常而花费了大量时间？"

 iv. 渴望："是否有极度想使用该物质的时候？"

 v. 无法履行主要的职责："是否因为使用该物质而多次出现无法履行家庭责任，无法学习或工作的情况？"

 vi. 即便知道使用该物质已经导致自己出现了人际关系或社交问题，仍然继续使用该物质："即便怀疑，甚至知道使用该物质已经导致自己的人际关系或社交问题加重，是否还会继续使用？"

 vii. 为了使用该物质放弃社交："是否为了使用该物质而减少或放弃了重要的社交、职业或娱乐活动？"

viii. 在危险情况下使用该物质："是否在可能造成人身伤害的情况下继续反复使用该物质，比如在兴奋的状态下开车或操作机器？"

ix. 即便知道使用该物质会造成躯体或心理问题，仍然继续使用："即便怀疑，甚至知道使用该物质已经让自己的躯体或心理问题恶化，还会继续使用吗？"

x. 耐受：表现为以下 2 项中的至少 1 项。

- 使用量显著增加："是否发现，和以前该物质的使用量相比，为了让自己变得兴奋或达到使用该物质的预期效果，需要显著增加该物质的使用量？"

- 效果明显减弱："是否发现，虽然该物质的使用量和以前一样，但是效果比以前显著降低了？"

xi. 戒断：表现为以下 2 项中的至少 1 项。

- 出现典型的物质戒断综合征："停止使用该物质后，是否出现过戒断症状？"

- 使用同样或密切相关的物质来缓解或避免戒断症状："为了避免出现戒断症状，是否需要使用该物质或其他物质？"

B. 修饰词

i. 标注

- 早期缓解。

- 持续缓解。

- 在受控的环境下。

ii. 严重程度

- 轻度［F19.10，578］：出现上述 2~3 项症状。

- 中度［F19.20，578］：出现上述 4~5 项症状。

- 重度［F19.20，578］：出现上述 6 项或更多症状。

25. 其他（或未知）物质中毒［F19.x29，581~582］

    A. 入选标准：近期摄入（或接触）其他未列明或未知的物质而引起的可逆的特定物质的综合征。

    B. 入选标准：临床上出现显著的问题行为或心理变化。"从使用该物质开始，是否觉察到自己的情绪、判断力、与他人互动的能力或感知时间的能力发生了显著的变化？是否会参加一些不良的社交活动或是否出现了一些不太正常的想法，而不使用该物质时不会有此类的行为或想法？"

    C. 排除标准：如果该症状是由其他躯体疾病导致的或可以用其他的精神障碍（包括由另一种物质引起的中毒）更好地解释，则不使用该诊断。

26. 其他（或未知）物质戒断［F19.239，583~584］

    A. 入选标准：长期大量使用该物质，在停止（或减少）使用该物质之后出现特定物质的戒断综合征。

    B. 入选标准：临床上出现显著的痛苦，或导致社会、职业或其他重要方面的功能受损。

    C. 排除标准：如果该症状是由其他躯体疾病导致的或可以用其他精神障碍（包括由另一种物质引起的戒断）更好地解释，则不使用该诊断。

27. 赌博障碍［F63.0，585~589］

    A. 入选标准：持续反复地出现有问题的赌博行为，导致临床上显著的痛苦或功能受损，在 12 个月内表现为至少 4 项以下症状。

        i. 逐步增加赌博开支："是否为了从赌博行为中获得更多的兴奋感，而增加金钱的投入？"

        ii. 戒赌过程中易怒："当你尝试减少赌博或戒赌时，是否更容易发怒或焦躁不安？"

  iii. 无法戒赌："是否在多个场合尝试过减少赌博或戒赌但最后失败了？"

  iv. 沉迷："是否沉迷于赌博无法自拔？"

  v. 烦恼时会赌博："当你感到焦虑、失落或无助时会选择赌博吗？"

  vi. 追回损失："是否因为赌博输过钱？是否还希望通过赌博把钱赢回来？"

  vii. 撒谎："是否会隐瞒你花了多少钱在赌博上？"

  viii. 人际关系破裂："是否因为赌博而失去一段关系、一份工作或某个机会？"

  ix. 借钱："是否因为赌博输了很多钱，导致出现财务危机，而需要向他人借钱？"

B. 排除标准：如果赌博行为能用躁狂发作更好地解释，则不使用该诊断。

C. 修饰词

  i. 病程

   • 阵发性：在不同的时间点出现符合诊断标准的症状，在赌博障碍发作之间，至少出现几个月的症状消退期。

   • 持续性：多年来持续出现符合诊断标准的症状。

   • 早期缓解。

   • 持续缓解。

  ii. 严重程度

   • 轻度：出现上述 4~5 项症状。

   • 中度：出现上述 6~7 项症状。

   • 重度：出现上述 8~9 项症状。

可能成为临床焦点的其他情况

DSM-5 第 715~727 页

DSM-5 中包含了可能成为临床焦点的，或可能影响患者精神障碍的诊断、病程管理、治疗或预后的其他情况和问题。这些情况和问题包括但不限于《美国精神疾病诊断与统计手册（第 4 版修订版）》（DSM-Ⅳ-TR)（美国精神医学学会，2000）中编码位于轴Ⅳ上的社会心理和环境问题。DSM-5 给我们提供了一份从 ICD-10-CM（通常是 Z 编码）中选取的情况和问题列表。第 11 章 "评估量表和替代诊断系统" 中列出的 ICD-10 Z 编码所对应的情况或问题是依据患者前来就诊的问题进行编码的，或这些情况和问题有助于更好地向患者解释接受检测、诊疗的必要性。

此列表中涉及的情况和问题不管是否和患者前来就诊的问题有关，都有可能会被写入患者的病历，给患者的护理提供一些有用的参考信息。本节中列出的情况和问题不属于精神障碍。这些情况和问题被纳入 DSM-5，主要供常规的临床实践参考，引起对可能遇到的其他问题的关注，且为临床医生提供更系统的编目，以便于记录这些问题。

我们在第 11 章 "评估量表和替代诊断系统" 中列出了一些常用的编码。

第 7 章

DSM-5 的简要版本

表 7-1　DSM-5 常见疾病诊断标准的简化版

诊断	标准 / 时间	症状
神经发育障碍		
注意缺陷 / 多动障碍	符合 6 条及 6 条以上，≥ 6 个月	注意力不集中：犯粗心的错误，不能保持注意力，似乎不在倾听，往往不能坚持到底，难以组织任务，不喜欢脑力劳动，丢失完成任务所必需的物品，不专心，健忘
	符合 6 条及 6 条以上，≥ 6 个月	多动 / 冲动：烦躁不安，离开座位，跑或爬，无法保持安静，就像被马达驱动一样，过度说话，将答案脱口而出，不能等待轮到自己，不思考就打断或侵扰他人
智力障碍	符合 2 条，儿童早期开始	被标准化智力测验所证实的智力功能缺陷，适应功能的缺陷
孤独症谱系障碍	符合 2 条及 2 条以上，儿童早期开始	社交情感互动中的缺陷，非语言交流行为的缺陷，发展和维持人际关系的缺陷
		刻板或重复的言语、躯体运动或刻板或重复地使用物品；过分坚持常规或对改变的过度抗拒；高度受限的固定的兴趣，其强度和专注度方面是异常的；对感觉输入的过度反应或反应不足
特定学习障碍	符合 1 条及 1 条以上，童年期开始，尽管使用了干预措施去降低困难	不准确地读字，阅读理解能力受损，拼写困难，书面表达方面的困难，数字使用方面的困难，数学推理方面的困难

诊断	标准 / 时间	症状
精神分裂症谱系及其他精神病性障碍		
精神分裂症	符合 2 条或 2 条以上，≥ 1 个月	妄想，幻觉，言语紊乱，严重紊乱或紧张症的行为，阴性症状（至少有 1 个症状必须是妄想、幻觉或言语紊乱）
分裂情感性障碍	≥ 6 个月	持续存在症状
	≥ 50% 的时间	符合精神分裂症的诊断标准
	≥ 2 周	也会经历重性抑郁或躁狂发作，不伴有抑郁或躁狂发作的妄想或幻觉
双相及相关障碍		
双相 I 型障碍	≥ 1 周（如果住院，可短于 1 周）	持续高涨或易怒的情绪，持续的活动增多或精力旺盛
	符合 3 条或 3 条以上	躁狂：自尊心膨胀或夸大，睡眠需要减少，持续讲话，思维奔逸，注意力分散，冒险的行为
双相 II 型障碍	符合 3 条或 3 条以上，≥ 4 天	轻躁狂：自尊心膨胀或自恋，睡眠需要减少，持续讲话，思维奔逸，注意力分散，目标导向的活动增多，存在不伴有精神病性症状或不需要住院的危险行为
抑郁障碍		
破坏性心境失调障碍	每周爆发 3 次或 3 次以上，≥ 12 个月	严重的反复的情绪爆发，表现为言语和（或）行为与所处情境以及与发育阶段不一致（诊断不能在 6 岁前）情绪爆发之间表现为持续烦躁或愤怒
重性抑郁障碍	符合 1 条或 1 条以上，≥ 2 周	抑郁情绪，对活动缺乏兴趣（快感缺失）
	符合 4 条或 4 条以上，≥ 2 周	体重减轻或食欲下降，失眠或嗜睡，精神运动性激越或迟滞，疲劳或精力不足，过度内疚，无法集中注意力，有关于死亡或自杀的想法

续表

诊断	标准 / 时间	症状
焦虑障碍		
分离焦虑障碍	符合 3 条或 3 条以上，≥ 4 周	与家庭或照料者分离的过度痛苦，持续地担心照料者可能受到伤害，过度担忧与照料者分离，过度地害怕独处，持续地不愿睡在家庭以外的地方，反复出现与分离有关的噩梦，分离时重复出现的躯体症状
惊恐障碍	≥ 4 周	心悸，出汗，颤抖，气短，窒息感，胸痛，恶心，头晕，发冷，感觉异常，现实解体，对"发疯"的恐惧，对死亡的恐惧
	≥ 1 个月	持续担心再次惊恐发作，在与惊恐发作相关的行为方面出现显著的不良变化
广泛性焦虑障碍	符合 3 条或 3 条以上，≥ 6 周	不安，容易疲劳，注意力不集中，易怒，肌肉紧张，睡眠障碍，回避引起焦虑的情境
强迫及相关障碍		
强迫症	每天至少持续 1 小时以上	强迫思维：反复的和侵入性的想法、冲动，个体试图通过强迫行为来忽略或抑制此类想法、冲动 和（或）强迫行为：重复行为或精神活动，目的是减少痛苦
创伤及应激相关障碍		
反应性依恋障碍	符合 2 条，在 5 岁前出现	经历了极度不充足的照顾模式 对照料者表现出情感退缩行为模式，持续的社交和情绪障碍
创伤后应激障碍（6 岁或 6 岁以下）	符合 1 条或 1 条以上，≥ 1 个月	侵入性症状：痛苦的记忆，做相关的梦，闪回，接触线索时产生痛苦，生理反应
	符合 2 条或 2 条以上，≥ 1 个月	反应性：易激怒和愤怒的爆发，过度警觉，过分的惊跳反应，注意力受损，睡眠障碍

续表

诊断	标准 / 时间	症状
创伤后应激障碍（6 岁或 6 岁以下）	符合 1 条或 1 条以上，≥1 个月	回避：回避内在提示和外部提示
	符合 2 条或 2 条以上，≥1 个月	负性改变：消极的情绪状态，对重要活动的兴趣减少，孤僻，对积极情绪的表达减少
创伤后应激障碍（6 岁以上）	符合 1 条或 1 条以上，≥1 个月	侵入性症状：痛苦的记忆，做相关的梦，闪回，接触线索时产生痛苦，生理反应
	符合 1 条或 1 条以上，≥1 个月	回避：回避内在提示和外部提示
	符合 2 条或 2 条以上，≥1 个月	负性改变：记忆受损，负面的自我认知，自责，消极的情绪状态，减少参与，疏离，无法体验快乐
	符合 2 条或 2 条以上，≥1 个月	反应性：易激怒和愤怒的爆发，鲁莽，过度警觉，过分的惊跳反应，注意力不集中，睡眠障碍
喂食及进食障碍		
异食障碍	≥1 个月	非营养性和非食用性物质的持续摄入，与发育阶段和文化实践相矛盾
神经性厌食	符合 3 条	持续限制能量的摄入，恐惧体重增加，有持续的影响体重增加的行为，对自己的体形或体重的体验障碍
神经性贪食	符合 2 条，每周至少 1 次，≥3 个月	暴食的反复发作，自我评价过度受体形和体重的影响
		防止体重增加的不当的、重复的补偿性行为
排泄障碍		
遗尿症（5 岁及 5 岁以上）	每周至少 2 次，≥3 个月	重复尿在床上或衣服上，不能归因于某种物质的生理效应或其他躯体疾病
遗粪症（4 岁及 4 岁以上）	每月至少 1 次，≥3 个月	反复将粪便排泄在不适宜的地方，不能归因于某种物质的生理效应或其他躯体疾病

续表

诊断	标准 / 时间	症状
破坏性、冲动控制及品行障碍		
对立违抗障碍	符合 4 条或 4 条以上，≥ 6 个月；如果小于 5 岁，则在大多数日子里有症状；如果年龄在 5 岁以上，至少每周出现 1 次症状	经常难以控制脾气，经常易怒或容易被惹恼，经常生气和不满，经常与成人争辩，经常违抗规则或权威人物，常常使别人生气，经常指责别人、怀恨或恶意报复
间歇性暴怒障碍	符合 1 条或 1 条以上，≥ 6 年	周期性的、冲动（或基于愤怒）的言语爆发，每周至少 2 次，持续至少 3 个月；在 12 个月内有至少 3 次冲动（或基于愤怒）的行为爆发，伤害动物或他人，对财物造成损坏
品行障碍	在过去的 12 个月内符合 3 条或 3 条以上，且在过去的 6 个月内符合 1 条或 1 条以上	经常欺负或威胁他人，经常挑起打架，使用武器，残忍地伤害他人身体，虐待动物，当着受害者的面抢劫，迫使他人与自己发生性行为，故意放火造成损害，故意破坏财产，闯入他人的住所或汽车，经常说谎以获得好处或逃避义务，窃取值钱的物品，未经许可夜不归宿，离家在外过夜，经常旷课

第三部分

其他工具和临床指导

第8章

逐步鉴别诊断法

虽然可通过访谈得出诊断结果，但一名优秀的访谈者宜从访谈中得到比诊断结果更多的假设，因为访谈者需要调查造成患者痛苦的根本原因（Feinstein，1967）。在调查过程中，对疾病可能性的假设范围应该是很大的。尽管已设计了专门的DSM-5鉴别诊断手册（初版为2014年版），但还是有必要回顾对儿童和青少年开展鉴别诊断常用的七步法，如下文所述。当你做临床决策时，按顺序进行以下步骤，可将造成精神痛苦的每个潜在原因均考虑在内。

步骤1：考虑故意伪造相关症状和体征的程度

由于如实报告精神症状和体征确实是进行诊断和开展治疗计划的基础，因此，应始终考虑患者是否故意伪造相关症状和体征。如实报告有利于治疗联盟；相反，虚假报告会减弱治疗联盟的效果。

如果患者因明显的外部诱因（例如，不想上学，或变更照料者）而故意伪造相关症状和体征，可认为其可能是在装病。请记住，患者可能在存在其他躯体和精神疾病的情况下装病。

如果一个人因为希望被视为患者或有缺陷者而故意伪造相关症状和体征，可认为其具有做作性障碍。

患者在解决心理冲突的过程中还可能会无意出现症状和体征，以证明自己无行为能力或试图获得帮助。在这些情况下，认为患者具有躯体症状及相关障碍。

步骤 2：考虑体征和症状与发育阶段或发育的心理冲突的相关程度

如果需要对一名小孩进行彻底评估，则最终评估内容宜包括正式的发育评估，其不在本书范围内。然而，即使在访谈年龄较大的儿童、青少年和成年人时，也宜将其发育阶段考虑在内，因为该发育阶段可能与根据患者的年龄、背景和教育程度而认为的发育阶段（归纳在第 12 章"发育里程碑"中）大不相同。同时，社交历史也能帮助了解患者目前的行为与其通常行为的关系。即便是一次简短的访谈，也能帮助访谈者观察患者的沟通和行为方式，并将其沟通和行为方式与对应其年龄、文化和教育程度的适当的沟通和行为方式进行对比。如果通过上述对比观察到差异，则需考虑以下可能性。

- 受特定事件的影响，患者正在经历一个短暂的退化过程。
- 患者正在采用一种不成熟的防御机制，可能会造成某种人格特质或人格障碍。
- 在一段特殊的交往关系中，患者正在经历发育的心理冲突。
- 患者存在发育迟缓或智力障碍。

步骤 3：考虑体征和症状与和照料者的冲突的相关程度

用哲学家阿拉斯代尔·麦金太尔（Alasdair MacIntyre）的话来说，人类是"依赖性的理性动物"，原因在于我们依赖于"能提供保护和支持的特定的他人"（MacIntyre，2012）。这种依赖性在儿童和青少年中尤为明显。根据不同的能力、年龄、发育情况、缺陷和性格，儿童和青少年依赖于大人和兄弟姐妹，即照料者。照料者可以帮助儿童或青少年，同时也会给儿童或青少年带来伤害。在对儿童或青少年进行评估时，注意观察其如何谈论（或不谈论）他们在生活中的照料者，包括其直接谈到的内容或通过过渡对象谈到的内容。在观察过程中，考虑以下可能性。

- 照料者和患者之间存在沟通困难或文化差异。

- 照料者不适合患者。

- 照料者虐待、疏于照管或伤害患者。

步骤4：考虑体征和症状与物质使用的相关程度

人们使用和误用的物质种类繁多，其临床效果也各不相同。在物质滥用、中毒和戒断期间，人们可能会经历精神痛苦。在寻找引起患者痛苦的原因时，不要忘记物质滥用这个原因，这些物质包括处方药、非处方药和草药等。应向患者询问其有意或无意摄入的物质。人们常常少报物质使用量，所以需要考虑以下可能性。

- 患者的精神疾病的体征和症状可能直接由某些物质造成，即患者有物质/药物所致的精神障碍。

- 患者可能因为自身的精神疾病及其后遗症而使用物质。

- 患者可能有物质滥用并存在精神疾病的体征和症状，但使用的物质与这些体征和症状并不相关。

步骤5：考虑体征和症状与另一种躯体疾病的相关程度

患者可能因另一种躯体疾病而出现类似于精神疾病的体征和症状。有时，患者出现的这些体征和症状是一种躯体疾病的先兆症状。或者，在患有一种躯体疾病数年后，患者可能出现精神病性的体征和症状。关于精神障碍可能与另一种躯体疾病有关的线索包括：非典型的表现，发病年龄与通常发病年龄不匹配，病程异常。应考虑以下可能性。

- 另一种躯体疾病直接改变了患者的精神病性的体征和症状。

- 另一种躯体疾病通过一种心理机制，间接改变了患者的精神病性的体征和症状。

- 对另一种躯体疾病的治疗直接改变了患者的精神病性的体征和症状。
- 患者的精神障碍或其相关治疗导致了另一种躯体疾病或使其恶化。
- 患者患有一种精神障碍和另一种躯体疾病，但二者并无病因相关性。

步骤 6：考虑体征和症状与某种精神障碍的相关程度

"正常"涵盖了较多的行为和思想，这些行为和思想在不同的文化群体和发育阶段中均有所不同。在 DSM-5 中，精神障碍会造成"在个人认知、情绪调节或行为方面具有临床意义的功能紊乱，反映了精神功能潜在的心理学、生物学或发育过程异常"（美国精神医学学会，2013）。在进行诊断时，需要汇总相关信息，以便能够对患者的经历进行分类，从而生成关于预后、首选治疗策略和预期疗效的有用信息。DSM-5 力求简约，但不同诊断之间并非互相排斥，所以要考虑以下可能性。

- 情况 A 的出现使患者容易出现情况 B，反之亦然。
- 潜在情况（如遗传易感性）可能让患者容易出现情况 A 和情况 B。
- 中介因素，如大脑奖赏机制的改变，可能影响患者对情况 A 和情况 B 的易感性。
- 情况 A 和情况 B 可能会形成更加复杂和统一的综合征，该综合征在诊断系统中已被人为分割。
- 通过诊断标准中的重叠部分，情况 A 和情况 B 之间的关系被人为强调。
- 患者凑巧同时出现情况 A 和情况 B。

步骤 7：考虑是否不存在精神障碍

　　当患者的症状和表现不符合具体精神障碍的诊断标准，但是会导致具有临床意义的痛苦或功能损害时，应考虑其他可能性。如果是因对可辨识的社会心理应激源适应不良而出现了痛苦或功能损害，则应考虑为适应障碍。若患者的症状并非继发于某种应激源，则应考虑为其他特定的诊断结果（能够说明为什么患者的表现无法满足特定诊断结果的标准）、未特定的诊断结果（无法说明为什么患者的表现无法满足特定诊断结果的标准）或完全不存在任何精神疾病诊断结果的可能性。毕竟，最终是通过经验来判断患者是否正常。

第9章

精神状态检查：精神病学术语表

就像检查身体时通常从头到脚一样，精神状态检查通常也遵循一定的顺序：从一个儿童或青少年的外表开始，逐渐进入她的内心世界。为了描述这些表现，临床医生使用专门的术语。在其他地方也可以找到全面的精神病学术语表（Shahrokh 等，2011）。下面列出了在精神状态检查中使用的某些更加专业的术语定义和一种将你的发现组织起来的方法。

精神状态检查

外表

注意一个人的衣着、整洁度、习惯、姿势、外表与年龄的符合度、建立和保持眼神接触的能力。

行为

描述患者存在的任何一种装相（属于目标导向行为的不必要行为）、刻板行为（非目标导向的行为）、抽动（无意识的、反复的、无节奏的运动姿态或声音）、作态（摆姿势和保持姿态）、蜡样屈曲（保持任意姿势）、全身僵硬症（肢体对被动运动的抵抗）、震颤、激越、动作迟缓、锥体外系症状或迟发性运动障碍。评价其社交方面的能力。

言语

描述语速、音调、节奏、音量、总体质量以及是否存在任何延迟（在回答一个问题前停顿几秒钟）。

情感

描述一个人的情绪状态的质量、类型、稳定性、范围、强度和适当性。描述一个人的心境、持续的情绪状态和情感（也就是能表现情感的可观察到的行为。）

思维过程

描述一个人怎么思考，注意任何有关联想松弛的证据——从完好无损的、偶然的（提供不必要的细节，但最后还是回答了问题）、离题的（先朝着另一个方向离题之后才回答你的问题）、松弛的（提供和问题毫不相关的回答）、思维奔逸的（形成不合逻辑的联想群）到词语杂拌（随机使用词语）。同时也观察是否存在随境转移（很容易被外来的刺激所改变）、脱轨（思维之间相互碰撞）、持续言语、言语重复（长时间重复单词）、模仿言语（重复别人的单词或语句）、语词新作（创造单词）、音联（根据声音选择单词）、头韵、言语急迫（快速地讲话，常常是响亮而难以中断的）、反应潜伏期变短（在你问完问题之前就回答了你的问题）、反应潜伏期变长、言语贫乏、思维中断（突然在思考时停住）、缄默症（不语状态）和失音症（只能低语或用嘶哑的声音讲话）。

思维内容

评价一个人的谈话内容，包括伤害自己或他人的想法、意图或计划，恐怖症（强烈、不合理的恐惧），强迫思维（想法、画面或支配思想的欲望），强迫行为（不可抗拒的冲动导致采取行动），幻觉（缺乏刺激却感知到的虚幻的感觉），错觉（歪曲的知觉），妄想（不属于文化或宗教的固定的、坚定的、错误的信念），偏执，自罪，消极状态，牵连观念（认为不相关刺激直接和本人有关的想法）。

认知和智力资源

观察一个人的定向力、近期和远期记忆、计算能力、抽象能力和解释谚语的能力。评价其在访谈过程中控制冲动的能力。当知道这些之后，评价这个人的智商和学习方式。

自知力和判断力

观察并评价一个人对其自身问题的自知力，特别是当她否认或承认她的问题的时候。状态检查中的判断力是指考虑到现状和发育年龄，一个人所做决策的适当性。

第 10 章

挑选的 DSM-5 评估量表

与通常将 DSM 视为固定的权威经典的做法相反，DSM-5 的作者认为需要不断修改本手册，并计划随着科学需求的发展来更新本手册。这一承诺重申了 DSM 是用于当前临床的实用文本（Kinghorn，2011）。DSM-5 对后续版本的计划修订也具有实用性。在 DSM-5 第三部分"新出现的量表及模式"中，DSM-5 的作者纳入了几项评估工具、评估量表和替代诊断，均为当前可用的工具，也是将 DSM 转换为一种诊断系统的可能途径。

目前，DSM-5 的正文保留了精神疾病的分类模式。最初是在 DSM-Ⅲ中引入了该分类模式，根据某些症状来判断是否存在精神疾病。由于该模式能够为照顾和研究精神疾病患者的各类执业医师和研究人员提供统一的标准，故其得到了广泛认可（美国精神医学学会，1980）。

该分类模式的优势在于其诊断的可靠性（即不同的执业医师能够根据该模式对某个患者做出一致的诊断）。该分类模式的缺点之一是诊断的有效性（即帮助执业医师做出准确诊断的能力）有限（Kendell 和 Jablensky，2003）。

DSM-5 第三部分中每项工具的作用在于通过各种途径提高精神疾病诊断的可靠性和有效性。这些工具是多种多样的，但我们发现这些工具均能帮助执业医师为特定患者制定个性化的诊断标准。

在本章中，我们引入了针对儿童和青少年人群的临床实践的几种辅助性量表。

一级和二级跨界症状量表

大多数未成年人首先会从熟人那里寻求帮助，解决精神痛苦。在医学领域，患者的倾诉对象通常是医生、护士、学校辅导员或其他专业人员，而提供心理健康服务并非这些人的主要工作或专长。事实上，大多数的心理健康保健确实发生在初级保健执业医师的办公室。为了弥补这些执业医师所具备的心理健康培训知识和提供的心理健康保健量之间的差距，DSM-5提供了用于初级保健或心理健康保健的筛查工具。这些纸质工具简单、易读，可以在患者或熟悉患者的人进行门诊谈话之前填写完成。可在DSM-5第三部分中查询这些工具。无须获得额外许可即可复制和使用这些工具，以进行临床和研究评估。

每个工具都有一系列关于最近症状的简短问题，如："在过去2周内，你的孩子出现过几次（或多久出现一次）愤怒或发脾气的情况？"通过这些筛查性问题，可对主要疾病的核心症状进行评估。在陈述每个症状时，患者或其照料者将通过一个五分量表来评估某症状对患者造成的困扰程度，即无困扰（0分）、轻微困扰（1分）、轻度困扰（2分）、中度困扰（3分）或重度困扰（4分）。每项工具仅作简单评分。若患者报告在某个领域存在有临床意义的问题，则宜考虑采用更为详细的评估工具。在此例中，此项工具用于评估愤怒程度。

DSM-5涵盖了不同层级的筛查性工具。上文所述的初步评估为一级跨界症状量表，应在初始评估之前由患者或其照料者填写。对应于6~17岁儿童的版本（并无对应于6岁以下儿童的版本）包含25个问题，用于评估12个领域，其格式适于由儿童或青少年自行填写，或由其照料者代为填写。对于大多数（并非所有）在一级跨界症状量表中筛查的症状领域，可在特定相关领域（包括愤怒、焦虑、抑郁、注意力不集中、躁狂、重复思维和行为、睡眠障碍、躯体症状和物质使用）中使用单独的二级跨界症状量表。

采用一级和二级评估，能帮助执业医师识别和确定呈现出来的问题。除此之外，初步评估还具有另一个潜在好处：帮助评估治疗反应和恢复情况。DSM-5 建议在对患者进行的首次评估中部分使用二级跨界症状量表，用于确定基线，并在之后定期评估，查看评估结果，以评估患者的疾病进展。这些评估量表仅提供评估数据，不得用作诊断，这意味着不可根据评估量表来确定特定诊断的可能性。这些评估量表的作用在于，能够对不同的症状领域（如精神分裂症患者存在的精神病性症状和抑郁症状）进行跟踪。

系统性地使用这些跨界评估量表可提醒执业医师注意到患者的症状变化，并为治疗计划提供可测量的结果。跨界症状评估还可提醒研究人员注意到当前诊断系统中的缺陷。

为便于使用，表 10-1 和 10-2 分别列示了一级跨界症状量表的儿童版本和照料者版本。

使用一级跨界症状量表的执业医师最好能向患者进一步询问有关注意力不集中、精神病、物质使用以及自杀观念或企图等方面的问题。对于其他症状领域，执业医师最好能询问下一级、更严重等级（受困扰天数）或更高级的确定症状。表 10-3 中介绍了建议使用的二级评估量表。

文化概念化访谈

DSM-5 的作者们正在寻求另一种途径来改进诊断系统，即关注精神痛苦和疾病的文化特殊性。通过询问患者和照料者对疾病和健康的文化理解，可有效地建立治疗联盟并收集相关信息（Lim，2015）。除此之外，进行文化评估还可以实现个体化诊断，提升诊断准确率（Bäärnhielm 和 Scarpinati Rosso，2009）。在 DSM-5 第三部分中，作者们讨论了文化综合征、有关痛苦的文化习语，以及对疾病原因的文化解释。

表 10-1 DSM-5 一级跨界症状自评量表（11~17 岁儿童）

姓名：_____ 年龄：_____ 性别：□男 □女 日期：_____

说明：以下问题涉及可能会对你造成困扰的事情。在每个问题中，圈出最能代表过去 2 周内你受到相应问题困扰的严重程度（或频繁程度）的数字。

	在过去的 2 周内，下述症状的严重程度（或频繁程度）	无 完全没有	轻微 不超过一两天	轻度 几天	中度 超过一半的时间	重度 几乎每天	该领域最高得分（临床医生）
I	1	是否有胃痛、头痛或其他疼痛方面的困扰？	0	1	2	3	4	
	2	是否担心健康状况或担心自己生病？	0	1	2	3	4	
II	3	是否不能入睡或维持睡眠，或早上醒得太早？	0	1	2	3	4	
III	4	当你上课、做家庭作业，看书或玩游戏时，是否无法集中注意力？	0	1	2	3	4	
IV	5	是否对过去喜欢做的事情不感兴趣？	0	1	2	3	4	
	6	是否感到悲伤或沮丧，并且持续数小时？	0	1	2	3	4	
V & VI	7	是否比平常更容易恼怒或者生气？	0	1	2	3	4	
	8	是否感到生气或发怒？	0	1	2	3	4	

		0	1	2	3	4
VII	9	是否开始做比平常更大的项目或者做风险更大的事情?	0	1	2	3	4
	10	是否比平常睡眠时间少，但仍精力旺盛?	0	1	2	3	4
VIII	11	是否感到紧张，焦虑或恐惧?	0	1	2	3	4
	12	是否不能停止担心?	0	1	2	3	4
	13	是否因为感觉紧张而不能做自己想做的事情或者做本应该做的事情?	0	1	2	3	4
IX	14	当没有人的时候，是否听到有人在谈论你，告诉你该做什么，或者说你的坏话?	0	1	2	3	4
	15	当你完全清醒的时候，是否有过幻觉——看到了别人看不到的东西或人?	0	1	2	3	4

续表

在过去的 2 周内，下述症状的严重程度（或频繁程度）	无 完全没有	轻微 不超过一两天	轻度 几天	中度 超过一半的时间	重度 几乎每天	该领域最高得分（临床医生）
X	16	你脑中是否一直有这样的想法：你会做坏事，或者坏事会发生在你或其他人身上？	0	1	2	3	4	
	17	是否总要反复确定某件事，比如是否已锁门或是否已关闭炉灶？	0	1	2	3	4	
	18	是否担心你所接触的物品很脏、有细菌或被下毒？	0	1	2	3	4	
	19	是否认为必须以特定的方式做事，比如：为避免坏事发生而大声数数或大声说出特定事物？	0	1	2	3	4	
在过去的 2 周内，你是否……							
XI	20	喝过酒精饮料（啤酒、葡萄酒、白酒等）？	□ 是				□ 否	
	21	抽过烟或吸过鼻烟或咀嚼过烟草？	□ 是				□ 否	

		是	否
XI	22	服用过毒品，如大麻、可卡因或强效可卡因，俱乐部毒品（如摇头丸），致幻剂（如麦角酸二乙基酰胺（如快速丸），吸入剂或溶剂（如嗅洛因，甲基苯丙胺（如快速丸）？	☐ 是	☐ 否
	23	服用过任何非处方药，以此过瘾或改变你的感知方式，这些药物例如：镇痛药（如维柯丁），兴奋药（如哌甲酯或苯丙胺），镇静剂，催眠药（如地西泮），类固醇？	☐ 是	☐ 否
XII	24	你是否想过自杀？	☐ 是	☐ 否
	25	你是否曾经试图自杀？	☐ 是	☐ 否

表 10-2 DSM-5 一级跨界症状家长／监护人评估量表（针对 6~17 岁儿童）

儿童姓名：_____ 年龄：_____ 性别：□ 男 □ 女 日期：_____

与儿童的关系：_____

家长或监护人须知：以下问题涉及可能会对你孩子造成困扰的事情。在每个问题中，圈出最能代表过去 2 周内你孩子受到问题困扰的严重程度（或频繁程度）的数字。

	在过去的 2 周内，你孩子出现下述症状的严重程度（或频繁程度）	无 完全没有	轻微 不超过一两天	轻度 几天	中度 超过一半的时间	重度 几乎每天	该领域最高得分（临床医生）
I	1	说过胃痛、头痛或其他疼痛吗？	0	1	2	3	4	
	2	是否说过担心自己的健康状况或担心自己生病？	0	1	2	3	4	
II	3	是否有睡眠问题，即入睡困难、难以维持睡眠或过早醒来？	0	1	2	3	4	
III	4	在上课、做家庭作业、看书或玩游戏时是否难以集中注意力？	0	1	2	3	4	
IV	5	对过去所喜欢做的事情不感兴趣了？	0	1	2	3	4	
	6	是否持续数小时看起来悲伤沮丧？	0	1	2	3	4	
V & VI	7	是否看起来比平常更容易恼怒或生气？	0	1	2	3	4	
	8	是否看起来生气或发怒？	0	1	2	3	4	

			0	1	2	3	4
VII	9	是否开始做比平常更多的项目或做风险更大的事情?	0	1	2	3	4
	10	是否比平常睡眠时间少，但仍精力旺盛?	0	1	2	3	4
VIII	11	是否说过感到紧张、焦虑或者恐惧?	0	1	2	3	4
	12	是否说过无法停止担心?	0	1	2	3	4
	13	是否说过因为感觉紧张而不能做自己想做的事情或本应该做的事情?	0	1	2	3	4
IX	14	是否说过当没有人的时候，听到有人在谈论自己，告诉自己该做什么或者说自己的坏话?	0	1	2	3	4
	15	是否说过当他／她完全清醒的时候，有过幻觉——看到了别人看不到的东西或人?	0	1	2	3	4

续表

	在过去的 2 周内，你孩子出现下述症状的严重程度（或频繁程度）	无 完全没有	轻微 不超过一两天	轻度 几天	中度 超过一半的时间	重度 几乎每天	该领域最高得分 （临床医生）
X	16	是否说过他 / 她一直在想自己会做坏事，或者坏事会发生到自己或他人身上？	0	1	2	3	4	
	17	是否说过他 / 她感觉需要反复确定特定的事项，比如是否已锁门或是否已关闭炉灶？	0	1	2	3	4	
	18	是否看起来很担心他 / 她接触的物品很脏、有细菌或被下毒了？	0	1	2	3	4	
	19	是否说过他 / 她必须以特定的方式做事，比如：为避免坏事发生而大声数数或大声说出特定的事物？	0	1	2	3	4	

在过去的 2 周内，你的孩子是否……

XI	20	喝过酒精饮料（啤酒、葡萄酒、白酒等）？	□ 是	□ 否		□ 不清楚
	21	抽过烟或烟斗，吸过鼻烟或咀嚼过烟草？	□ 是	□ 否		□ 不清楚

		是	否	不清楚
XI	22	服用过毒品，如大麻、可卡因或强效可卡因、俱乐部毒品（如摇头丸）、致幻剂（如麦角酸二乙基酰胺）、海洛因、吸入剂或溶剂（如嗅胶）、甲基苯丙胺（如快速丸）？	□	□	□
	23	服用过任何非处方药，以此改变或改变其感知方式，这些药物例如：镇痛药（如维柯丁）、兴奋剂（如哌甲酯或苯丙胺）、镇静剂、催眠药（如地西泮）、类固醇？	□	□	□
XII	24	他／她是否说过想要自杀？	□	□	□
	25	他／她是否曾经试图自杀？	□	□	□

201

表 10-3 DSM-5 一级跨界症状自评量表——11~17 岁儿童：应进一步探究的领域和阈值，以及相关的二级评估量表

领域	领域名称	引导进一步探究的阈值	在线 DSM-5 二级跨界症状量表
I	躯体症状	轻度或以上	二级—躯体症状—11~17 岁儿童［患者健康问卷躯体症状严重程度（Patient Health Questionnaire Somatic Symptom Severity-15，PHQ-15）］
II	睡眠问题	轻度或以上	二级—睡眠障碍—11~17 岁儿童（PROMIS—睡眠障碍—简式）[a]
III	注意力不集中	轻微或以上	无
IV	抑郁	轻度或以上	二级—抑郁—11~17 岁儿童（PROMIS 情绪抑郁—抑郁—儿科）
V	愤怒	轻度或以上	二级—愤怒—11~17 岁儿童（PROMIS 情绪抑郁—标准化愤怒量表—儿科）
VI	易激惹	轻度或以上	二级—易激惹—11~17 岁儿童［情感反应指数（Affective Reactivity Index，ARI）］
VII	躁狂	轻度或以上	二级—躁狂—11~17 岁儿童［奥特曼躁狂自评量表（Altman Self-Rating Mania Scale，ASRM）］
VIII	焦虑	轻度或以上	二级—焦虑—11~17 岁儿童（PROMIS 情绪抑郁—焦虑—儿科）
IX	精神病	轻微或以上	无
X	重复思维和行为	轻度或以上	二级—重复思维和行为—11~17 岁儿童［改编自儿童佛罗里达强迫问卷（Children's Florida Obsessive-Compulsive Inventory，C-FOCI）］
XI	物质滥用	是/不清楚	二级—物质滥用—11~17 岁儿童［改编自美国国家药物滥用研究所（NIDA）修订版酒精、烟草和精神活性物质使用问题筛查测试（ASSIST）］
XII	自杀意念/自杀企图	是/不清楚	无

注：[a] 未通过 PROMIS 小组对儿童进行的验证，但在 DSM-5 现场试验中，发现其对接受调查的儿童具有可接受的重测信度。

为了在访谈中使用这些文化信息，首先需要对某些术语进行定义。文化综合征是指对应于特定文化或社区的一组精神症状群。该综合征可能会，也可能不会被社区成员或观察人员视为一种疾病。一个典型的示例就是应激性神经症发作（ataque de nervios）。这是一种以突然的、强烈的惊恐发作为特征的精神痛苦综合征，在发作过程中，通常胸部感到发热，并可能造成攻击行为或自杀行为（Lewis-Fernández 等，2015）。此综合征通常与拉丁裔社区中的家庭痛苦有关（Lizardi 等，2009）。有关痛苦的文化习语（如 ataque de nervios）是讨论特定社区成员共同患有的精神痛苦或苦难的一种方式。最后，对疾病原因的文化解释提供了一种解释模型，以解释精神痛苦或疾病的发生原因（美国精神医学学会，2013）。

文化概念化访谈（Cultural Formulation Interview，CFI）是一种为 DSM-5 更新的结构化工具，以评估在患者的痛苦经历中文化方面的影响。你可以在访谈过程中的任何时候使用 CFI，但是 DSM-5 的作者们建议在访谈期间患者处于空闲状态时，难以做出诊断时，或需努力评估某诊断结果的严重程度时使用（美国精神医学学会，2013）。尽管对 CFI 的使用的研究主要是在移民社区内进行（Martínez，2009），但不宜将其仅限于用于你认为与你存在文化差异的患者。由于可通过"文化因素"来解释所有社区（包括移民社区）内人们出现精神疾病和康复的原因，因此可以在任何情景下有益地使用 CFI。一个你以为认同你关于疾病和健康的文化解释的人，通常对人们为什么会患病以及如何好转有着截然不同的理解。此外，CFI 是 DSM-5 中最以患者为中心的部分，可用于细化诊断过程。

CFI 不是有关症状的评级系统，而是帮助评估患者如何理解其痛苦、病因、治疗及预后的一系列提示。当你想进行个性化诊断并建立治疗联盟时，可在诊断检查中纳入 CFI。有关 CFI 的更多说明，请参见 DSM-5 第三部分中的材料，或出版的关于 CFI 的教材（Lewis-Fernández 等，2015）。然而，大多数 CFI 材料的版本是用于成年人的。

在此，我们提供了适用于儿童和青少年的改编版 CFI 补充性问题。

建议开场询问儿童或青少年："我们已经讨论过关于你的家庭的问题，现在我想更多地了解你如何看待自己的年龄。"

在不同环境下对适龄性的感觉："你是否觉得你和其他同龄人是一样的？在哪些方面是一样的？你是否在某些时候觉得你和其他同龄人是不一样的？在哪些方面是不一样的？"

如果某儿童或青少年承认其在某些时候觉得和其他同龄人不同："这种不同的感觉在何处出现得更多，家里、学校、单位和（或）其他地方？你是否觉得你的家庭和其他家庭有所不同？你是否使用不同的语言？对谁使用？什么时候使用？你的名字对你有什么特殊的意义吗？你的名字对你的家庭有什么特殊的意义吗？你的名字对你的社区有什么特殊的意义吗？有没有关于你自己的且让你感到喜欢或感到自豪的特别的事情？"

与年龄相关的应激源和支持："在家里，你喜欢什么？在学校，你喜欢什么？与朋友在一起时，你喜欢什么？在家里，你不喜欢什么？在学校，你不喜欢什么？与朋友在一起时，你不喜欢什么？在你感觉需要得到支持时，谁支持你？在家里，谁会支持你？在学校，谁会支持你？在你的朋友中，谁会支持你？"

与年龄相关的期望："你的父母或祖父母对这个年龄的你，关于家务、学业、玩耍或宗教仪式的期望是什么？学校老师对这个年龄的你的期望是什么？"

如果某儿童或青少年有兄弟姐妹："你的兄弟姐妹对这个年龄的你的期望是什么？其他同龄人对你在这个年龄段的期望是什么？"

向成年 / 成熟的过渡（仅适用于青少年）："你的社区是否会在青少年达到某个年龄或长大时举办任何庆祝活动？你的家庭或社区认为何时才能将未成年人视为成年人？你在学校的老师认为何时才能将未成年人视为成年人？在你的家庭中，成为成年年轻女性或男性所带来的好处或困难是什么？在你的学校中，成为成年年轻女性或男性所带来的好处或困难是什么？在你的社区中，成为成年年轻女性或男性所带来的好处或困难是什么？你对"长大"或成年的感觉如何？你的生活和责任与你父母的生活和责任有何不同？"

建议询问儿童或青少年的照料者："能否告诉我你孩子在家庭中的具体地位（如长子、独女）？孩子的名字是谁起的？起这个名字有什么特殊的意义吗？还有谁叫这个名字？你通常希望孩子在什么时候断奶？你通常希望孩子在什么时候开始走路？你通常希望孩子在什么时候开始说话？你通常希望孩子在什么时候学会自己上厕所？你期望你孩子在这个年龄阶段能够独立完成什么事？你是如何管教你孩子的？孩子应该在什么年龄开始做家务？孩子应该在什么年龄开始独自玩耍？孩子应该在什么年龄开始参与宗教活动？孩子应该在什么年龄开始独自待在家？这个年龄的孩子应该如何表达敬意？这个年龄的孩子应该如何与成年人进行眼神交流和身体接触？这个年龄的孩子在异性面前的表现应该是怎样的？这个年龄的孩子在异性面前应该如何穿着？在家里你们说什么语言？在学校你们说什么语言？在家庭生活中，宗教生活、精神生活和社区生活的重要性分别是怎样的？你期望你孩子如何参与学校和社区的活动？"

早期发育和家庭背景

如果 CFI 帮助执业医师了解到未成年人及其照料者的文化背景，则早期发育和家庭背景表（Early Development and Home Background, EDHB）将能帮助执业医师对儿童期不良经历的风险做出评估（表10-4 和 10-5）。儿童期不良经历将增加语言发育迟缓的风险（Vernon-Feagans 等，2012），导致人格分裂（Scott 等，2014），使儿童无法正常接受教育（Romano 等，2015），以及导致物质使用障碍（Buu 等，2009）和精神疾病（Dvir 等，2014）。

表 10-4　早期发育和家庭背景表（家长 / 监护人）

儿童姓名：＿＿＿＿　年龄：＿＿＿　性别：□ 男 □ 女　日期：＿＿＿

家长或监护人须知：问题 P1~P19 将问及你孩子的早期发育情况以及早期和目前的家庭经历。有些问题需要你尽量回想你孩子出生时的情形。你对这些问题的回答将有助于你孩子的临床医生更好地了解你的孩子并为其提供医学帮助。请尽你所知或尽量回忆来回答每个问题。

你与接受诊疗的孩子是什么关系？ ＿＿＿＿＿＿＿＿＿＿＿＿＿＿＿＿

请为每个问题选择一个答案（√或 ×）					
早期发育		否	是	不记得	不清楚
P1	你的孩子是否在预产期之前出生（早产）？	□	□	□	□
P2	医生是否在你的孩子出生后即担心其身体状况？	□	□	□	□
P3	你的孩子是否进过新生儿重症监护室？	□	□	□	□
P4	你的孩子在 18 个月之前能否独立行走？	□	□	□	□
P5	你的孩子是否有癫痫发作史？	□	□	□	□
P6	你的孩子是否在某次意外后经历过几分钟的昏迷？	□	□	□	□
P7	你的孩子 2 岁时，能否连续说出几个词？	□	□	□	□
P8	你的孩子 4 岁时，陌生人能否理解他 / 她说的话？	□	□	□	□
P9	你是否担心过你的孩子的听力或视力？	□	□	□	□
P10	你的孩子 4 岁时，他 / 她是否有兴趣与其他孩子一同玩耍，或与其他孩子待在一起？	□	□	□	□
家庭环境		否	是	不记得	不清楚
P11	你的孩子是否曾经不能住在家里，而需要其他人照顾？	□	□	■	□
P12	你的孩子是否因重病住过院？	□	□	□	□

续表

	家庭环境	否	是	不记得	不清楚
P13	家里有没有成员存在严重的健康问题?	☐	☐		☐
P14	家里有没有成员存在抑郁障碍?	☐	☐		☐
P15	家里有没有成员需要定期看心理咨询师、心理治疗师或其他精神卫生专业人员?	☐	☐		☐
P16	家里有没有成员存在酗酒、使用毒品或其他物质滥用相关问题?	☐	☐		☐
P17	你们的家庭气氛通常很平静吗?	☐	☐		☐
		每月少于 1 次	每月 1 次到每周 1 次	每周多于 1 次	经常发生
P18	家庭成员吵架或发生争执的次数多不多?	☐	☐	☐	☐
P19	在家里,你孩子被其他家庭成员当面批评的次数多不多?	☐	☐	☐	☐

表 10-5　早期发育和家庭背景表(临床医生)

(如果这是你首次见到接受治疗的孩子,请填写此表格)

儿童姓名:_____　　年龄:____　　性别:☐ 男 ☐ 女　　日期:____

　　说明: 早期发育和家庭背景表(EDHB)用于评估接受治疗的孩子的早期发育以及其过去和现在的家庭背景经历。此表由两部分组成:① 19 个 P 项目,由孩子的家长或监护人填写;② 8 个 C 项目(此表),由临床医生填写。首先,P 项目宜由孩子的家长或监护人填写,可在与临床医生见面之前由孩子家长或监护人独自填写,或在临床访谈的过程中,临床医生将此表交给孩子的家长或监护人,并使其在此表中逐条记录其对每个问题的回答。接下来,临床医生在全面查看孩子家长或监护人的回答后填写 C 项目,必要时应询问后续问题,并查看任何可用的其他临床信息。

请查看孩子家长或监护人关于问题 P1~P10 的回答，然后基于所有可用的信息（如家长 / 监护人的回答、其他可用的信息和从临床访谈中获得的信息）填写以下（C1~C4）问题

早期中枢神经系统问题

C1	是否有早期神经系统损伤的病史迹象？	□ 否	□ 是	□ 不确定

如果有，请具体说明：

C2	过去是否存在语言发育迟缓的情况？	□ 否	□ 是	□ 不确定
C3	过去是否存在疑似持续性视力或听力障碍的情况？	□ 否	□ 是	□ 不确定
C4	过去是否存在早期社交障碍？	□ 否	□ 是	□ 不确定

如果有，请详述：

请查看孩子家长或监护人关于问题 P11~P16 的回答，然后基于所有可用的信息（如家长 / 监护人的回答、其他可用的信息和从临床访谈中获得的信息）填写以下（C5, a~d）问题

早期家庭环境困扰：早期虐待或被忽视

C5	早期是否存在过……			
	a	身体虐待？	□ 否	□ 是	□ 不确定
	b	性虐待？	□ 否	□ 是	□ 不确定
	c	忽视？	□ 否	□ 是	□ 不确定
	d	破坏性抚育（如频繁更换照料者）？	□ 否	□ 是	□ 不确定

如果有，请详述：

请查看孩子家长或监护人关于问题 P13~P19 的回答，然后基于所有可用的信息（如家长 / 监护人的回答、其他可用的信息和从临床访谈中获得的信息）填写以下（C6~C8）问题

家庭环境

C6	家庭中情绪表达的水平（争吵，家庭成员之间表达厌恶，对孩子的行为、情感或个性特征的批评）通常：	□正常	□较高	□高	□极高	□不确定

C7	家长／照料者目前是否处于抑郁状态？	□无	□轻微	□明显	□严重	□不确定
如果 C7 的回答是"无"以外的答案：						
C8	在处于抑郁状态时，家长／照料者是否接受治疗？	□否	□是	□不确定		

儿童期不良经历是比较常见的，并与长期的健康结果有关。大约有 12.5% 的美国公民声称其经历过以下 10 种儿童期不良经历中的至少 4 种：精神虐待，身体虐待，性虐待，情感忽视，身体忽视，受到母亲的人身侵犯，家庭物质滥用，家庭精神疾病，父母分居或离异，某名家庭成员受监禁。研究人员将存在这些不良经历与自我调节和健康行为中的长期变化联系在一起。相较于没有经历过上述情况的人群，经历过至少 4 种儿童期不良经历的人群中，患脑卒中的概率要高 2 倍以上，患缺血性心脏病的概率要高 2 倍，使用违禁物质的概率要高 4 倍，酗酒的概率要高 7 倍，企图自杀的概率要高 12 倍。因此，研究结论认为改善孩子的早期家庭环境将有助于改善其长期的身体健康状况。

执业医师常常忽略对儿童期不良经历的评估。毕竟在与儿童或青少年的接触中，执业医师在了解其目前状况的过程中已经应接不暇，因此无法做到面面俱到。我们鼓励制定一些策略来评估儿童期不良经历，原因在于该不良经历目前可能仍然存在，且有可能患者目前还在解决不良经历带来的任何后遗症。不管怎样，你都需要首先确定儿童期不良经历，然后才能介入治疗。EDHB 即是其中一种确定方法。

EDHB 包括 2 份单页调查问卷，由执业医师按顺序使用。其中一份包含了 19 个问题的评估调查表，用于评估发育情况、交流情况和家庭环境，宜在执业医师与患者会面之前（或会面过程中）由家长或监护人填写。另一份包含了 8 个问题的评估调查表，用于评估早期中枢神经系统问题、儿童期的困扰以及目前的家庭环境，宜在与家长进行访谈的过程中由执业医师填写。

执业医师可复制 EDHB（无须获得额外的许可）并将其用于临床。

DSM-5 人格问卷简化版（11~17 岁儿童）

在 DSM-5 出版前的 10 年里，大多数观察人员期望对有关人格障碍的内容进行大幅修改。毕竟人格障碍的分类模式存在几个公认的问题：许多精神疾病患者同时满足几种不同的人格障碍标准，但执业医师通常采用最轻的人格诊断结果；对人格障碍"集群"的生物学基础知之甚少；分类模式无法识别会影响某项心理功能（不构成完全障碍）的性格特征。

为了解决这些问题，DSM-5 的作者们创建了关于人格障碍的维度模式。与分类模式（其中执业医师基于出现的、对心理功能造成负面影响的症状对某种人格障碍做出诊断）不同，在维度模式中，执业医师在确定与功能缺陷有关的性格特征之前，会首先评估是否存在严重的自我功能和人际功能缺陷。

人格障碍维度模式的组织原则被称为"五因素原则"。根据文献资料，人格五因素模型通常指情绪稳定性、外倾性、宜人性、认真性和经验开放性的适应性人格特质（Digman，1990）。由于 DSM-5 工作组采用基于功能缺陷的模式（而非基于强度的模式）确定了诊断标准，因此其根据 5 种相应的适应不良性人格特质，将人格障碍归为负性情感、分离、对抗、脱抑制和精神质。作者们发现了这 5 种适应不良性人格特质的可靠证据，证明此类特质可用于稳定预测自我功能和人际功能方面的问题。除此之外，还确定了这 5 种适应不良性人格特质各自的"方面"，共列举了关于上述适应不良性人格特质的 25 个方面，并将每种适应不良性人格特质分成 5 个领域。此模式包括 1 份人格功能水平量表和 1 份人格特质评定表，用于执业医师评定某人的功能障碍严重程度，并确定其适应不良性人格特质。

这听起来确实比较复杂。在初版 DSM-5 中，由于传统分类模式（包括 10 种被分为 A 类、B 类和 C 类的人格障碍）的存在，人格障碍的维度模式被搁置。但是，DSM-5 的第三部分引入了维度模式，以及其他新出现的量表及模式。许多观察人员认为，简化版的人格障碍维度模式终将代替分类模式。

与此同时，DSM-5 的作者们鼓励执业医师使用在创建人格障碍维度模式的过程中产生的各种工具。有趣的是，这种模式特别适用于服务儿童和青少年患者的执业医师。与分类模式（仅适用于成年人）不同，维度模式可以帮助执业医师评估 11~17 岁未成年人的自我功能、人际功能和具体适应不良性人格特质。

DSM-5 人格问卷分别有针对成年人和儿童的版本。针对儿童的完整版本包括 220 个需由被评估儿童或青少年独自填写的问题。最好在心理健康专业实践中使用此版本。

还有一个自填问卷简化版本，仅包括 25 个问题，相关执业医师可在一般情况下使用此版本。可将此版本用于评估未成年人随时间变化的人格特质。DSM-5 人格问卷简化版（见表 10-6）用于上述 5 种人格特质领域（即负性情感、分离、对抗、脱抑制和精神质）以及其相关方面的评估。

为了用 DSM-5 人格问卷简化版打分，你要汇总患者的回答。打分范围在 0~75 分之间。分数越高，表明整体人格障碍越严重。可在网上查到有关打分的更多信息。

表10-6 DSM-5 人格问卷简化版（11~17 岁儿童）

姓名：_____ 年龄：____ 性别：□ 男 □ 女 日期：_____

序号	描述	完全错误或大多数时候是错误的	有时错误或某些方面错误	有时正确或某些方面正确	完全正确或大多数时候是正确的	单项得分
	说明：此表列示了不同人可能会说到的关于其自身的事情。我们想了解你如何描述你自己。答案不分对错。因此，希望你能尽可能诚实地描述你自己，我们会对你的回答保密。我们希望你花时间仔细阅读每一条内容，并选择你认为最佳的答案					临床医生填写栏
1	人们会说我是鲁莽的人	0	1	2	3	
2	我觉得自己完全是冲动行事的人	0	1	2	3	
3	即使我知道有更好的决定，也无法控制自己做出鲁莽的决定	0	1	2	3	
4	我经常觉得自己做什么都不重要	0	1	2	3	
5	其他人认为我不负责任	0	1	2	3	
6	我不擅长提前做好计划	0	1	2	3	
7	我的想法通常对其他人没有意义	0	1	2	3	
8	我几乎对每件事都感到担心	0	1	2	3	
9	我经常为了很小的事情而变得很情绪化	0	1	2	3	
10	在生活中，我最怕独自一人	0	1	2	3	

续表

序号	描述	完全错误或大多数时候是错误的	有时错误或某些方面错误	有时正确或某些方面正确	完全正确或大多数时候是正确的	单项得分
11	即使很明显是行不通的，我也不会放弃某种行事方式	0	1	2	3	
12	我看到了一些实际不存在的东西	0	1	2	3	
13	我逃避谈恋爱	0	1	2	3	
14	我不喜欢交朋友	0	1	2	3	
15	我很容易被各种各样的事情激怒	0	1	2	3	
16	我不喜欢和他人走得太近	0	1	2	3	
17	如果我伤害了其他人的感情，这也没什么大不了的	0	1	2	3	
18	我很少对事情充满热情	0	1	2	3	
19	我渴望被注意到	0	1	2	3	
20	我经常不得不与那些不如我重要的人打交道	0	1	2	3	
21	我经常有一些我认为很正常，但其他人觉得很奇怪的想法	0	1	2	3	
22	我利用别人来达到我自己的目的	0	1	2	3	
23	我常常"开小差"，然后突然意识到很长时间已经过去了	0	1	2	3	

续表

序号	描述	完全错误或大多数时候是错误的	有时错误或某些方面错误	有时正确或某些方面正确	完全正确或大多数时候是正确的	单项得分
24	我经常感到周围的事物不真实，或太过真实	0	1	2	3	
25	对我来说，利用别人是很容易的事情	0	1	2	3	
总原始得分 / 部分原始得分						
按比例计算的总得分（如果有 1~6 项未回答）						
平均得分						

第11章

评估量表和替代诊断系统

　　心理痛苦的描述和测量方法有很多。在 DSM-5 中，主要的方法是通过确定一组症状来描述心理问题，这些症状通常会影响一个人的心理功能。这些症状以可预测的方式相互融合，我们把这一系列的功能损害称为精神障碍。DSM-5 精神障碍是一些诊断标签，而不是一些离散的生物现象。在特定的诊断中，表现出来的症状和功能损害是有很大的区别的。一个患有重性抑郁障碍的青少年可能需要应对策略，而另一个青少年患者可能需要住院治疗。为了解释这些差异，我们可以用评估量表来量化衡量一个未成年人的精神困扰。有时，我们也使用替代诊断系统作为一种描述痛苦的方法。

　　因为我们还不能像检查躯体疾病那样（如物理诊断、功能成像、基因检测或血清学检测等）来诊断和监控精神疾病，所以评估量表是精神疾病临床护理中非常重要的帮手。可以将青少年对评估量表中各个项目的回答用于指导临床对话："你说你有时候甚至有过这样的想法，你会觉得活着还不如死去……你能多告诉我一些更详细的东西吗？"评估量表上的数值评分能帮助识别症状，指导诊断性评估，确定疾病的严重程度，追踪一个未成年人的护理进展。收集评估量表的结果在不同时期的变化也会使临床护理具有可测量的基础，也就是说不断地调整患者的治疗计划以达到一个可测量的症状目标。

　　在考虑如何使用评估量表时，我们需要遵循一些基本原则。

- 选择适合患者年龄、状况并且最好还能适合其文化的量表。
- 使用广泛的筛查量表来检测出现任何疾病的可能性。
- 使用更具体的评估量表来调查一个特定的问题。

- 选择简短的评估量表以增强患者的合作意愿，也更易于实施。
- 对于一些特定的情况，保留更长的评估量表。
- 值得注意的是，评估量表无法做出诊断——它们是辅助性的，不可以替代临床医生的评估。

许多量表都是有版权保护的，由它们的作者所拥有，因此不能免费使用。表 11-1 包含了一系列可自由使用的评估量表，可以普遍使用。在我们的研究中，已经证实这些量表也可以有效地应用在未成年人身上。在这种情况下，效度意味着每一个量表都有一个具体的研究所支持的评分系统，能平衡好良好的灵敏度（能够检测出大多数有障碍的患者）和良好的特异性（只有在真正出现障碍时测试结果才显示为阳性）。

表 11-1　挑选的简易评估量表（已做过效度检验，可免费用于对儿童和青少年的评估）

类别	量表	条目数量	有效的使用年龄 / 岁
常见社会心理问题	儿科症状检查表（Pediatric Symptom Checklist，PSC）	家长：35 或 17 青少年：35	4~17（家长版） 11~17（青少年版）
	长处和困难问卷（Strengths and Difficulties Questionnaire，SDQ）	家长：25	4~16
大体社会功能	哥伦比亚缺陷量表	家长：13 青少年：13	9~17
	简易缺陷量表	家长：21	4~17
行为和情绪发育	幼儿筛查评估（Early Childhood Screening Assessment，ECSA）	家长：40	1.5~5
焦虑	儿童焦虑性情绪障碍筛查表（Screen for Child Anxiety Related Emotional Disorders，SCARED）	家长和青少年：41	9~17
	斯彭斯儿童焦虑量表（Spence Children's Anxiety Scale，SCAS）	家长：39 青少年：45	6~17
	斯彭斯学前焦虑量表	家长：39	3~5

续表

类别	量表	条目数量	有效的使用年龄 / 岁
抑郁	简化情绪量表（Short Mood and Feelings Questionnaire，SMFQ）	家长：13 青少年：13	8~17
	患者健康问卷（Patient Health Questionnaire-9，PHQ-9）	青少年：9	13~17
	儿童版流行病学研究中心抑郁量表	青少年：20	13~17
注意缺陷 / 多动障碍	范德比尔特注意缺陷 / 多动障碍诊断性家长评定量表	家长：55	6~12
	范德比尔特注意缺陷 / 多动障碍诊断性教师评定量表	教师：43	6~12
	注意缺陷 / 多动障碍评估量表	家长 / 教师：90	6~17
	注意缺陷 / 多动障碍评估量表	家长 / 教师：18	6~17
创伤后应激障碍	儿童事件影响量表	青少年：8	8~17
物质使用	CRAFFT（汽车，放松，独自一人，遗忘，朋友，麻烦）量表	青少年：6	13~17
孤独症谱系障碍	改良婴幼儿孤独症量表	家长：23	16~30 个月
	儿童孤独症测验	家长：39	4~11
	孤独症谱系商数量表	家长：50	12~15
产后抑郁	爱丁堡产后抑郁量表	家长：10	围产期女性

注：CRAFFT 是一种行为筛查量表，缩写是由从 6 个筛查性问题中提取的关键词的首字母构成，主要用于筛查青少年酗酒或其他物质滥用。

DSM-5 还为许多精神障碍提供了评估严重程度的量表。大部分量表都只针对某一特定的精神障碍，其中一些包括叙述性描述，以表明某一特定的精神障碍是轻度、中度或重度的。对于某些诊断，比如酒精使用障碍，它的严重程度还取决于患者认可的标准量。在其他情况下，如孤独症谱系障碍，严重程度是以患者需要支持的程度来衡量的。在适当的时候，严重程度评估量表指的是精神状态检查之外的特定评估。例如，评估智力障碍的严重程度的一个方面是评估患者的智商。

　　DSM-5 的作者们已发布了一些特定障碍严重程度的评估量表（表11-2）。这些量表可用于（可复制使用）临床及研究评估，使用时无须获得进一步的许可。执业医师如果需要经常护理患有这些特定疾病的儿童和青少年，可以考虑在日常的护理中使用这些量表。

表11-2　针对11~17岁儿童和青少年的DSM-5特定障碍严重程度评估量表

评分人	量表	条目数量	评估来源
自评	抑郁障碍严重程度评估量表	9	改编自针对青少年的PHQ-9修订版（PHQ-A）
自评	分离焦虑障碍严重程度评估量表	10	每个焦虑严重程度量表包含10个条目，每个条目由一组陈述组成
自评	特定恐怖症严重程度评估量表	10	
自评	社交焦虑障碍（社交恐怖症）严重程度评估量表	10	
自评	惊恐障碍严重程度评估量表	10	
自评	场所恐怖症严重程度评估量表	10	
自评	广泛性焦虑障碍严重程度评估量表	10	
自评	创伤后应激症状严重程度评估量表	9	美国应激事件调查创伤后应激障碍简易量表
自评	急性应激症状严重程度评估量表	7	美国应激事件调查急性应激障碍简易量表
自评	分离症状严重程度评估量表	8	简易分离体验量表

评分人	量表	条目数量	评估来源
执业医师	孤独症谱系障碍和社交障碍严重程度评估量表（临床医生用）	2	参照 DSM-5 中对孤独症谱系障碍严重程度的描述
执业医师	精神病症状严重程度临床工作者评估量表（临床医生用）	8	出现在 DSM-5 中的第三部分
执业医师	躯体症状障碍严重程度评估量表（临床医生用）	3	出自 DSM-5 该障碍诊断标准
执业医师	对立违抗障碍严重程度评估量表（临床医生用）	1	参照 DSM-5 中对对立违抗障碍严重程度的描述
执业医师	品行障碍严重程度评估量表（临床医生用）	1	参照 DSM-5 中对品行障碍严重程度的描述
执业医师	非自杀性自伤行为严重程度评估量表（临床医生用）	1	依照 DSM-5 中非自杀性自伤障碍的诊断阈值

替代诊断系统

虽然 DSM-5 的使用很广泛，但对执业医师来说，DSM-5 并不是用来描述和解释精神损害和精神疾病的唯一方式。针对不同的文化背景和临床情况，可以使用以下诊断系统。

国际疾病分类

世界卫生组织制定了一套诊断系统，即《国际疾病分类》（*International Classification of Diseases*，ICD）。《国际疾病分类》第10 版（ICD-10，世界卫生组织，1992）包含了所有躯体疾病类别中的精神障碍问题。虽然除美国以外，大多数其他国家的临床医生都使用 ICD-10 来诊断精神障碍，但其实 ICD-10 对精神障碍的描述不如 DSM-5 详细，其主要目的是帮助流行病学家跟踪精神障碍的发病率和患病率。尽管设计理念不同，但针对精神障碍的诊断，DSM-5 和 ICD-10 使用的是相同的编码，保险公司会共用疾病编码来确定是否给予赔付。例如，如果一个执业医师使过 DSM-5 诊断出一个孩子患有孤独症谱系障碍，那么这一诊断在 ICD-10 中对应着相同的诊断编码。ICD-10 的第五章"精神和行为障碍"中列出了大部分相关诊断。

研究领域标准

2010 年，美国国立心理健康研究所宣布计划开发自己的诊断系统，即研究领域标准（Research Domain Criteria，RDoC），该系统尝试将症状和潜在病因联系起来（Insel 等，2010）。就目前来看，作为研究精神疾病的生物学起源的实验框架，RDoC 尚未取代当前任何临床诊断系统。这个项目的最终目标是绘制基于特定神经回路、细胞、基因或分子的行为模式图，用于开展新的研究和开发新的治疗方法。这样一来，研究人员就会发现，对于某种在当前 DSM-5 的许多不同的诊断中出现的特定行为模式（比如冲动），可能在 RDoC 中找到一致的潜在生物学原因。

特定文化诊断系统

不同的社区采用特定文化的精神障碍诊断系统，包括分别面向拉丁美洲（Berganza 等，2002）、古巴（Otero-Ojeda，2002）、中国（Chen，2002）和日本（Nakane，2002）的精神障碍诊断系统。此外，还专门设计了法国版的诊断系统，用于儿童和青少年的诊断（Mises 等，2002）。

婴幼儿诊断系统

用于对婴幼儿的精神障碍进行评估的诊断系统有很多（Egger 和 Emde，2011）。其中应用最广的是 1994 年出版的，用于评估 0~3 岁儿童的《婴幼儿心理健康和发育障碍的诊断分类》。2005 年出版的《婴幼儿心理健康和发育障碍的诊断分类（修订版）》也同样适用。它使用的是 DSM-Ⅳ 的五轴诊断系统，主要描述的是婴儿的人际关系和问题行为模式。学龄前儿童研究诊断标准（Research Diagnostic Criteria–Preschool Age，RDC-PA）主要用于对 0~5 岁被纳入行为健康研究的儿童进行评估（学龄前儿童研究诊断标准特别工作组，2003）。

ICD-10 Z 编码

DSM-5 建议使用 ICD-10 Z 编码来解释当前影响青少年心理健康和治疗的社会心理因素。本书第 13 章中对 ICD-10 Z 编码做了进一步的探讨，表 11-3 是我们截取的一部分内容。

表 11-3　常用于儿童和青少年的 ICD-10 Z 编码

ICD-10 Z 编码	描述
Z00.4	他处未归类之一般精神病学检查 不包含：因医疗法律上的原因而要求检查者（Z04.6）
Z04.6	政府机构要求的一般的精神检查
Z30.0	对避孕的一般咨询及建议
Z33	意外怀孕
Z50.2	戒酒
Z50.3	戒毒
Z50.4	心理治疗，他处未归类
Z51.5	缓和照护
Z55.0	文盲及低学历
Z55.3	课业表现不良
Z55.4	教育上的适应不良以及与老师及同学的关系不和
Z55.9	学术或教育问题
Z59.0	无家可归
Z59.1	居住环境不理想
Z59.2	和邻居、房客或房东关系不和
Z59.3	与居住在寄宿机构有关的问题
Z59.4	缺乏足够的食物和安全的饮用水
Z59.5	极度贫困

续表

ICD-10 Z 编码	描述
Z59.6	低收入
Z59.7	社会保障和福利支持不足
Z59.9	未特定的住房或经济问题
Z60.0	生活状态问题
Z60.3	文化适应的困难
Z60.4	社会排挤或拒绝
Z60.5	（感受到）自己成了反向歧视或迫害的目标
Z60.9	未特定的与社会环境相关的问题
Z61.0	童年期亲密关系的丧失
Z61.1	童年期离家
Z61.2	童年期家庭关系模式的改变
Z61.3	童年期导致丧失自尊的事件
Z61.4	儿童被初级支持团体成员施予性虐待的有关问题
Z61.5	儿童被初级支持团体以外的人施予性虐待的有关问题
Z61.6	与儿童身体虐待有关的问题
Z61.7	童年期受惊吓的经历
Z62.0	双亲监督及控制不足
Z62.1	双亲过度保护
Z62.2	机构养育
Z62.4	对儿童情感的忽视
Z62.820	亲子关系问题
Z62.891	与兄弟姐妹的关系问题
Z62.29	不是由父母抚养长大的
Z62.810	个人史（既往史）：童年遭受身体虐待
Z62.810	个人史（既往史）：童年遭受性虐待
Z62.811	个人史（既往史）：童年遭受心理虐待
Z62.812	个人史（既往史）：童年期被忽视
Z62.898	父母关系不好对孩子造成的影响
Z63.1	与双亲和姻亲的关系的问题

续表

ICD-10 Z 编码	描述
Z63.2	家庭支持不足
Z63.4	不复杂的居丧
Z63.5	因分离或离婚而使家庭破裂
Z63.6	需要在家照料生活不能自理的亲属
Z63.8	家庭中的高度情绪表达
Z64.0	与意外妊娠相关的问题
Z64.1	与多次生产相关的问题
Z64.2	寻求并接受了危险且有害的物理疗法、营养介入和化学干预 排除：物质依赖
Z64.3	寻求并接受了危险且有害的行为和心理干预措施
Z64.4	与社会服务提供者（包括感化官、病例管理人员或社会服务人员）的关系不和
Z65.0	在民事和刑事诉讼中被定罪而未被监禁
Z65.1	下狱或接受其他监禁
Z65.2	与自监狱释放有关的问题
Z65.3	与其他法律情况有关的问题
Z65.4	犯罪行为的被害人或恐怖主义的受害者
Z65.5	遭受灾难、战争或其他敌意情况
Z65.8	其他和心理社会环境相关的问题
Z65.8	宗教或灵性问题
Z65.9	与未特定的心理社会环境相关的未特定问题
Z69.010	是童年被父母虐待或忽视的受害者，前来寻求心理健康服务
Z69.020	是童年被父母之外的人虐待或忽视的受害者，前来寻求心理健康服务
Z70.3	因性态度、性行为及性取向问题引发的多重担忧而前来咨询
Z71.1	以恐惧为主诉，但未做出诊断
Z71.4	酒精滥用的咨询和监督 排除：戒酒程序

ICD-10 Z 编码	描述
Z71.5	毒品滥用的咨询和监督 排除：戒毒程序
Z71.6	烟草滥用的咨询和监督 排除：戒烟程序
Z72.0	烟草使用障碍，轻度
Z72.1	酒精使用 排除：酒精依赖
Z72.2	药物使用 排除：非依赖性物质的滥用、药物依赖
Z72.3	缺乏体育锻炼
Z72.4	不合理的饮食及进食习惯 排除：进食障碍或缺乏食物
Z72.5	高危险性的性行为
Z72.810	儿童或青少年的反社会行为
Z73.6	由于残疾而导致活动受限 排除：对照料者的依赖
Z74.0	行动不便
Z74.1	需要个人护理方面的帮助
Z74.3	需要持续的监督
Z75.1	等有空余的床位接受入院治疗
Z75.3	无法或难以获得卫生保健设施
Z75.4	无法或难以找到其他提供帮助的机构
Z76.5	装病
Z91.1	不遵医嘱的个人史
Z71.2	不遵医嘱
Z91.2	个人史：不良的个人卫生习惯
Z91.3	个人史：紊乱的睡眠 - 觉醒节律
Z71.49	个人史：其他心理创伤史
Z91.5	个人史：自残
Z91.6	个人史：其他躯体创伤

续表

ICD–10 Z 编码	描述
Z71.83	与精神障碍有关的游荡行为
T74.02XA T74.02XD	儿童忽视，确诊，初诊 儿童忽视，确诊，复诊
T76.02XA T76.02XD	儿童忽视，疑似，初诊 儿童忽视，疑似，复诊
T74.32XA T74.32XD	儿童心理虐待，确诊，初诊 儿童心理虐待，确诊，复诊
T76.32XA T76.32XD	儿童心理虐待，疑似，初诊 儿童心理虐待，疑似，复诊
T74.22XA T74.22XD	儿童性虐待，确诊，初诊 儿童性虐待，确诊，复诊
T76.22XA T76.22XD	儿童性虐待，疑似，初诊 儿童性虐待，疑似，复诊

第12章

发育里程碑

发育理论家对儿童发育成熟的观察是儿科、儿童精神病学和儿童心理学的基础。多年来，许多不同理论家的成果（例如，Beloglovsky 和 Daly，2015；McCartney 和 Philips，2006；Mooney，2013）形成了一系列多样化的儿童发育理论，旨在帮助我们理解儿童发育过程的详细的情况。这些文献的全部内容已超出了本书范围。我们在本章仅讨论儿童发育过程中具体可观测到的里程碑及其公认的出现模式。

里程碑是一种可识别的技能或能力，有预期的出现范围和顺序，例如一个孩子大概在1岁时迈出第一步。对任何执业医师来说，识别与预期模式的显著差异（比如一个孩子在快2岁时才迈出第一步）是一项关键任务。由于 DSM-5 特别要求考虑发育阶段，因此了解发育上的显著差异何时发生可以提高诊断的准确性。最重要的是，越早发现和解决显著的发育障碍，对你的患者来说，长期疗效会越好。

对从事5岁以下儿童疾病工作的执业医师来说，识别里程碑是一项特别重要的技能。但是，所有从事儿童疾病工作的医生都需要了解里程碑，因为不严重的发育障碍在儿童更年长之前往往无法识别。应评估5个不同技能领域的里程碑：粗大/精细运动、视觉运动问题解决、言语和语言、社交/情感、适应技能（Gerber 等，2011）。

粗大运动技能最易识别，因为这些技能包括爬行、行走、跑步和投掷。早期运动技能是实现基本的身体控制的技能：首先是保持头部位置，然后是移动躯干，接着是以更熟练的方式移动整个身体。除了粗大运动技能明显延迟以外，任何异常反射、肌张力不对称或整体肌张力减弱或增高等体检结果均为应该引起注意的其他粗大运动异常情况。

视觉运动问题解决反映的是儿童与世界之间的身体互动技能。婴儿首先具备视觉跟踪能力，能追随人或物体，然后伸手去拿和操纵物体，随后习得绘画和写字的能力。这些精细运动技能（用手和手指）依赖于视觉输入，较粗大运动技能进展得更缓慢。如果这些里程碑发育迟缓，可能是因为感官、认知或运动能力受损。

言语和语言技能对社交和学术成就而言至关重要。为了能够交流，一个人首先必须能够接收输入信息（处理所见所闻），从实际角度理解输入信息的含义，然后对思维进行表达（将想法转换成词语，然后流利地表达出来）。语言表达里程碑的延迟可能比语言理解里程碑的延迟更明显，但后者可能更不易识别，一旦出现，可能使语言表达障碍恶化。

社交 / 情感技能是精神功能的核心要素。婴儿天生就有 3 种情绪（愤怒、快乐和恐惧），随着他们的成长，引发这些情绪的情况变得越来越复杂。社交技能的发展是交互式的，因此发展依赖于有积极反应的照料者。儿童的性格特征（如高强度或低强度的性格）会影响他对日常活动的反应，从而影响其照料者的反应。在大约 1 岁时，与他人发展共享式注意力是一个重要的社交里程碑。正常的社交和情感发展依赖于许多其他的技能，但与言语和语言技能的联系最为紧密。

适应技能最初包括学会自己进食、穿衣和去卫生间。对年龄稍大的儿童来说，适应技能包括自我引导、自我保护和在学校环境中独立活动的能力。适应技能同时涵盖了运动和认知能力，因此不是完全独立的发育范畴。当评估是否存在智力障碍时，需要调查适应里程碑，因为智力障碍的诊断不会出现在没有明显适应功能损害的情况下。标准化智力测验不再被认为是诊断智力障碍的唯一依据。

一个孩子可能会以正常顺序习得所有技能，但速度较慢（发育迟缓），可能以不同的速度在不同的领域习得所有技能（发育分离），或者可能不按照常规顺序实现发育里程碑（发育偏离）。成长和发育将遵循可识别的模式，但这并非一种确切的模式。例如，一个完全健康的孩子可能在迈出第一步之前不会爬行，而是通过挪动或滚动而四处移动。儿科保健执业医师的任务是须时时考虑到正常发育范围内的构成因素（表12-1）。如果一个孩子发育迟缓，需要发育方面的辅助服务，执业医师就应以不同方式提醒照料者。当一个孩子跟不上正常的发育速度时，执业医师就应安抚焦虑的照料者，或者更好地理解孩子融入环境的过程。

表12-1　正常范围内的发育里程碑

年龄	粗大运动	视觉运动	言语和语言	社交/情感	适应技能
2月龄	头部控制良好，可在俯卧时挺胸	用眼睛追踪，握住自己的手	对声音警觉，发出类似元音的声音	回应微笑，识别出父母	看到乳房或瓶子会张开嘴
4月龄	俯卧时趴在手腕上，靠滚动从俯卧变为仰卧位	双手通常是张开的，一直伸手	转向声源，发声回应	听见父母的声音时停止哭泣，独自微笑	可短暂地握住乳房或瓶子
6月龄	短暂独坐，俯卧时转身	搜寻物品并捡起，可用手传递	听见"不"会短暂停顿，发出含糊不清的辅音	有怕生现象，通过视觉识别父母	给自己喂饼干，凝视新面孔
9月龄	扶物站立，慢慢走动，坐起来	钳状抓握不稳，寻找掉落的玩具	模仿声音，喜欢玩手势游戏	跟随手指指示，经历分离焦虑	咬、咀嚼饼干，寻找掉落的物品
12月龄	可站稳，可独立行走	钳状抓握较稳，涂鸦（若有）	遵循单一步骤的要求，使用手势	用手指指想要的物品，显示出共享式兴趣	用手指抓东西吃，摘下帽子
18月龄	可跑动，可站直扔球	独立涂鸦	指向自己，使用10~25个单词	表现出害羞，会玩扮演游戏	坐在椅子上，自己脱衣服

续表

年龄	粗大运动	视觉运动	言语和语言	社交 / 情感	适应技能
2 岁	扬手投掷，踢球	模仿画圆和线条	使用有 2 个词的句子，理解"我"和"你"的含义	会玩平行游戏，开始学会反抗	打开门把手，自己脱裤子
3 岁	上楼梯，能接住球	仿照画圆，识别颜色	使用有 3 个词的句子，说出身体部位的名称	参与想象游戏，学会分享东西	开始独立进食，解开纽扣
4 岁	单脚站立 4 秒钟，能靠一只脚跳远	写出部分名字，仿照画方形	遵循有 3 个步骤的要求，编故事	集体游戏，有喜欢的好朋友	独立上厕所，正确使用叉子
5 岁	下楼梯，向后跳	用剪刀剪，使用回形针	回答"为什么？"，喜欢押韵词	为犯的错误道歉，有一群朋友	独立穿衣和洗澡

注：改编自 Gerber 等（2010a，2010b，2011）的文献。

若发育迟缓较为隐蔽，要识别儿童延迟的里程碑并进一步评估或干预可能具有挑战性。为了指导你的决策，表 12-2 列出了不同年龄段下提示需要进行专门的发育评估的特定的认知、运动和社交 / 情感特征。

表 12-2　应进行专门评估的发育危险信号

年龄	认知	运动	社交 / 情感
4 月龄	缺乏视觉追踪，不笑或不发声	坐着时缺乏头部控制，抓不住玩具	不会注视 / 追踪人，对微笑无回应
6 月龄	对声音或噪声无反应	不会在地板上滚动或移动	无自然微笑
9 月龄	不能发出含糊不清的辅音	无法坐起来	无回应性发声或面部表情

续表

年龄	认知	运动	社交 / 情感
1 岁	对自己的名字无反应，不能模仿声音	不能抓住 2 个物体并把它们碰撞在一起，不能扶物站立	不会回应手势，缺乏共享式注意力（"看……"）
1.5 岁	不会指向具名物体，不会使用任何单词	不会独立走动	说话 / 姿势无法结合
2 岁	50 % 以上的言语无法让人理解	在有协助的情况下不能行走，不能踢球	不能使用有意义的两字短语，缺乏共情能力（如果一个孩子哭了，会表现出悲伤）
3 岁	不会使用三字句子，只有 50% 的言语能让人理解	不会跳跃，不会扬手投掷	不会模仿成人活动，不会玩平行游戏
4 岁	能让人理解的言语不到 75%，不能在照片中认出自己或发现细节	单脚站立无法保持 3 秒钟，无法仿照画圆	不会玩想象游戏，不会假设他人的想法

注：改编自 Gerber 等（2010a，2010b，2011）以及 McLaughlin（2011）的文献。

第 13 章

心理健康治疗计划

治疗计划可以被理解为出于监管的要求而出现，是现代医疗保健中众多烦琐的工作之一，又或者可以被理解为改变患者生活的一个处方。毕竟，任何医疗干预的目标都是帮助一个人实现她自己无法实现的治疗效果，所以治疗计划只是简单地描述出她需要治疗的疾病名称，谁将帮助她实现这个治疗效果，以及将如何做出这种改变。任何合理的治疗方案都包括一个问题清单，一个可衡量的目标清单，以及如何实现这些目标的处方。

当然，现实是，管理治疗计划既是一种处方，也是一种杂务。毕竟，治疗计划通常是政府机构和第三方支付机构对精神卫生保健方面的规章要求的一部分。监管机构和支付机构通常会要求以专有格式来完成精神卫生治疗计划。我们鼓励你根据具体的临床情况确定治疗计划。在本章中，我们讨论治疗计划在处方方面的 3 个普遍原则：问题列表，患者和照料者的目标，以及最佳的临床实践。它们分别说明了治疗计划中针对的是什么病，患者是谁，以及怎样治疗。

问题列表

当你评估一个被精神疾病所折磨的未成年人时，你的目标应该是建立一个治疗联盟，但是评估的具体结果是对病症的诊断。这个诊断就是治疗计划的基础。在早期版本的 DSM 中，诊断被描述为一个多轴或五轴的系统。医生将诊断分为 5 个部分：精神障碍、人格障碍、一般躯体状况、心理社会问题和总体功能。在最好的情况下，多轴系统鼓励从业者从以下几个不同的角度去理解一个人的痛苦：精神疾病的生物学描述，人格的心理描述，躯体疾病的机械式描述，一系列主观的心理社会因素，以及对功能的标准化评估。在最坏的情况下，多轴系统强化思想和身体之间的分裂，允许人格障碍被用作贬损性的诽谤，包含对社会心理功能不一致的描述，将类别、列表和评估混杂在一起，结果导致一个混乱的处方。

DSM-5 的作者们将多轴系统重组为一个问题列表。对医生来说，这个问题列表是很熟悉的，因为它已经在整个医疗系统中被广泛地使用。其他不是医生出身的人往往可以从这个问题列表的简要介绍中获得一些启发和帮助。简单地说，问题列表是一个全面的、分级的目录，列出了在当前病例中会遇到的问题。

为了能有所助益，问题列表上的条目应该标准化，因为标准化能使得交流更加方便。有很多方法可以用来解释精神痛苦和精神疾病。单个从业者可能专注于神经回路的功能失调、童年遭受侵害的经历或不良性格特征。当这些从业者希望彼此交流的时候，他们需要一个标准化的列表。我们青睐的标准化列表就是 DSM-5，因为它是当代精神病学的一个有共识的诊断系统，使得精神健康从业者可以一起工作，当然我们也在期待一个具有更高效度的诊断系统。

为什么说我们正在期待一个具有更高效度的诊断系统呢？是因为 DSM-5 的访谈所产生的诊断通常称为"障碍（disorder）"，而不是"疾病（disease）"或者"不健康（illness）"。医生通常认为疾病是指身体器官和系统的结构或功能的异常。一个不健康的患者，她通常在经历着病理上的异常或生病。所以从宏观上来说，不管是从患者还是医生的角度来看，疾病和不健康似乎是相同的经历。然而，正如人类学家反复记录的那样，疾病和不健康往往是两种不同的经历，而不仅仅是出于不同的角度而已（Estroff & Henderson，2005）。

障碍（disorder）是一种介于疾病（disease）和不健康（illness）之间的中间情况，因为这一术语包含着这样的含义：生物、社会、文化和心理因素在心理困扰中发生复杂的相互作用。从广义上说，障碍只是表明生理或心理功能的紊乱。"障碍"这个标签只用来描述精神上的痛苦，关注精神痛苦如何影响一个人的功能，针对可能是怎样的一系列事件的复杂的相互作用才导致了这种精神上的痛苦给出了建议，并含蓄地坦陈了我们对精神痛苦的产生原因还存在认知上的局限性（Kendler，2012）。在这个领域，我们所知的确实还不够精确。在我们的诊断系统中，依然在使用"障碍"这个标签，这其实是一个折中的办法，也是进一步研究的动力所在，但至少是目前方便从业者可以没有分歧地沟通的一种方式。

为了使 DSM-5 能够作为一种通用的语言，从业者需要选择特定的诊断。没有特异性就不能标准化。想象一下，若一个食谱要求添加"一份脂肪"，那么看这个食谱的人一定会感到困惑：这个食谱的作者是指一勺培根油、两汤匙的有盐黄油，还是指半杯椰子油呢？每一种都是可能的，但每一种选择所做出来的菜都会不同。更重要的是，它使食谱更多地依赖个人灵感，而不是公用的指导。同样的道理，从业者也应该认识到，将一个未成年人描述为"患有未特定的精神障碍"，并没有将患者不健康的确切性质准确、完整地传达给其他的从业者。

我们鼓励从业者根据每一个患者的状况选择最具体的诊断方法。如果你认为一个孩子是抑郁的，不仅要确定抑郁是否构成一次重性抑郁发作，还要看它是一次单一的事件还是反复发作的事件，是否有精神病性特征，以及它是轻度、中度还是重度的。这种程度的特异性可以方便与其他从业者进行交流而不至于让他们感到困惑，也方便他们形成自己的治疗意见。我们已经认识到，治疗儿童抑郁障碍时，应根据情况来确定不同的方法：轻度的而且是第一次发作的抑郁障碍与有精神病性特征的、重度的、复发的抑郁障碍，治疗方法肯定是不同的。如果一个孩子只是被诊断为精神障碍，而没有其他特异性的诊断的话，我们几乎不知道如何处理。识别特定的精神障碍可以方便与其他从业者进行沟通，同时也方便医生与患者（以及他们的照料者）针对诊断和医生对患者疾病的理解进行沟通。诊断本身就是对患者痛苦的一种回应,因为给看似难以形容之物提供一个特定的疾病名称本身就是有益的。(这也可以提高医生与监管机构和第三方支付机构进行沟通的能力,他们中的许多人对更具体的诊断会提供更好的偿付。)

然而,在很多时候,具体的诊断往往是不恰当的。当你并不确定具体的诊断或者还需要额外的信息时,一个临时的诊断总是比一个具体但不准确的诊断更好,但要记住最后我们应做出尽可能具体的诊断。如果回顾一名未成年人的医疗记录,多年来一直都是不具体的诊断结果,这将非常令人沮丧。

即使诊断缺乏特异性,医生也可以使它变得更全面以方便理解,诊断应该包括目前正在损害未成年人心理功能的所有问题。因此,这个列表应该包括精神障碍、一般躯体状况和心理社会问题。正如你现在所知道的,我们使用 DSM-5 来描述各种精神障碍,包括 DSM-5 第二部分中描述的精神障碍治疗的不良影响。描述一般躯体状况时,应包括目前正在影响一个未成年人的功能的躯体状况,并不需要把那种已经愈合良好的伤口的情况也列在里面。为了描述影响未成年人健康的心理社会问题,我们偏向于使用 ICD-10 Z 编码的标准化列表。最相关的 Z 编码可以在本书的第 11 章中找到。但 Z 编码的完整列表(从 Z00 到 Z99 的编码)可以参阅 ICD 中"影响健康状况或与保健机构接触的因素"的章节。

最后,应该对问题进行分层排序。这个问题列表应该把重点放在治疗问题上。例如,一个青少年可能患有囊性纤维化,但如果你在治疗一个有蓄意过量服药倾向的重性抑郁障碍患者,那么她最首要的前两个问题应该是重性抑郁障碍和自杀企图。如果在 2 个月后再对她进行评估,结果显示她已经从抑郁及过量服药中恢复过来,那么她的抑郁发作和自杀企图的重要性在她的问题列表上就会降低。一个井然有序的问题清单可以让所有查看你的列表的人对你的治疗重点一目了然。

患者和照料者的目标

你在与患者和她的照料者交谈的过程中，应制定出治疗的目标。有时，医生会在临床对话结束时向患者或者照料者询问治疗目标。我们更倾向于从一开始就提出目标，然后再进行对话。询问目标是建立治疗联盟的一种方式，你和患者共同承诺提升她的幸福感。当患者确定治疗目标时，你和患者就建立了联盟，你和患者一起努力去实现这些目标。在你这么做（从一开始就提出目标）的时候，你总是能提高患者提供的信息的可靠性。更深刻的意义是，你帮助患者激发了想要改变的愿望。我们常常很直接地问："你的治疗目标是什么？"或者当你的患者是更年幼的孩子的时候，可以问："如果你有 3 个神奇的愿望，你会用什么来改变你现在的生活？"然后，随着对话的进展，我们经常检查是否还有额外的目标，比如："我听说你很关心这方面，我们应该把它也作为治疗目标吗？"或者对更小一点儿的孩子说："这是你愿意用魔法去实现的愿望吗？"通过继续询问治疗目标，医生可以明确治疗的重点，并进一步与患者建立起治疗联盟。

当你频繁询问治疗目标的谈话结束时，通常应直接总结出最紧迫的治疗目标。我们经常会这样说："我们应该已经确定了最重要的治疗目标，但我想再确认一下我们是不是确定了正确的目标。"或者当你的患者是更年幼的孩子的时候，可以说："我想我已经知道你会这样使用你的 3 个愿望，但我想和你核实并确认一下。"这些对话是为了确保你的治疗目标能反映患者的愿望，这通常会增强她追求治疗目标的兴趣。当情况允许和适当的时候，用患者自己的话来表达治疗目标。

面向存在精神痛苦的儿童和青少年的工作的挑战部分来自如何让患者与照料者一起追求共同的目标。对于患者来说，我们更倾向于从一开始就提出目标。对于照料者一方，我们倾向于先去了解照料者和患者之间的关系，然后再询问他们对治疗目标的期待。不同的照料者会以不同的方式对患者进行投入和付出。照料者到底是亲生父母、继父母、养父母、祖父母、年长的哥哥姐姐、福利院院长、缓刑监督官，还是老师？ 这些关系会影响并决定照料者的治疗目标，也决定其影响治疗目标的能力。比如说，如果一个青少年是在她的缓刑监督官的陪同下来接受治疗，那么治疗目标可能包括法律要求，这与患者的目标完全不同。在探寻照料者的治疗目标之前，你需要知道照料者如何以及为什么去照顾一个未成年人的生活。

一旦患者、照料者和医生在治疗目标上达成一致，这对考虑如何追求这些治疗目标就会有很大的帮助。如果你们共同发现的问题主要发生在家里，那么目标应该集中在家里。如果这些问题主要发生在学校，那么你们的目标需要学校的老师和其他员工的加入与配合。如果你是在一个初级保健诊所里遇到患者的，那么治疗目标可能包括学习应对技能、培养新的习惯，或与一个心理健康医生建立医疗保健的关系。如果你是在医院里遇到患者的，治疗目标通常是解决急性问题，如降低自杀风险或改善情绪。

任何好的治疗目标都是可以实现的，也必须是可以实现的。设定无法实现的目标是没有任何意义的。无法实现的目标就像是一种神奇的想法，仅仅通过想一些事情就期待它们会真的发生，那是不现实的。我们可能渴望成为某个 NBA 球队的中锋，但这个愿望不是通过高强度的训练就能帮助两位中年精神科医生实现的。同样，为一个未成年人设定一个实在不可能实现的目标是愚蠢的——无论是出于年龄、发育状况，还是生理或心理特征的原因。设定普通的目标也是没有任何意义的。普通的目标是一种日常麻痹式的堕落，设置一个低门槛来获得一种不劳而获的胜利。我们可能不会像 NBA 选手那样打篮球，但我们可以（至少现在是！）系上我们自己球鞋的鞋带，所以设置类似于系上鞋带这样简单低级的治疗目标会是一种侮辱。最好的目标是只稍稍超出我们可能达到的范围，在我们假设的例子中，我们的目标应该是提高我们在篮球比赛中传球和投篮的技能。追求类似的合适的目标可以改善患者、照料者和从业者的生活，因为这些目标可以帮助我们提升对可能达到的目标的想象力。

上面写到的设定正确的目标可以帮助我们提升对可能达到的目标的想象力，似乎是过于雄心勃勃了，所以在此提醒你，目标必须同时是可量化的。治疗的目标不能是"更健康""少生病"或"有更好的行为"这种很模糊的描述。父母经常说，他们希望自己的孩子"好"，这是一个同样无法量化的目标。在我们前面提到的例子中，一个很难衡量的目标是，我们每个人都"成为更好的篮球运动员"，而一个可衡量的目标应该是"将我们的助攻失误比从 1.5 提高到至少 4.5"（打篮球的读者应该会比较熟悉）之类的。同样的道理，你与患者设定的治疗目标也应该是可量化的，这样你就能判断患者什么时候已经实现了预先设定的目标，或者还没有实现。

最佳的临床实践

一种确定可实现和可量化的目标的方法是将治疗目标个体化，就像医学文献中所报道的那样。可以找到一些临床实践指南和治疗计划（例如，Nurcombe，2014）。在我们与未成年人的合作中，我们更倾向于参考由美国儿童与青少年精神病学学会（American Academy of Child and Adolescent Psychiatry，AACAP）所创建和维护的临床实践参数。这些参数涵盖了儿童和青少年有可能患有的大部分精神疾病。这些参数是由该领域的专家撰写的，包括有关病因、诊断、治疗和预后的信息。所有这些信息还都包括可以被广泛采用的具体建议。

在撰写本文时，AACAP 库中包含 52 个实践参数。我们不能指望在这里总结所有的 52 个实践参数。即使我们可以做到，因为它们是动态的文档，其中一些也很可能在你阅读本文的时候就已经更新了。因此，我们把关于目前的实践参数的一些内容分散在本书中，特别是在接下来的 3 个章节中。美国精神医学学会也制定了一系列的临床实践指南，但这些都是针对成年患者的治疗。表 13-1 为制订一个初始的治疗计划提供了一些一般性建议。

表 13-1　制订初始治疗计划的步骤

步骤	内容
1	确定患者最初的治疗目标
2	与你的患者建立一个治疗联盟
3	明确照料者和你的患者之间的关系
4	为你的患者做出尽可能具体的 DSM-5 诊断
5	写出当前问题的等级列表
6	根据问题列表写出治疗目标
7	在可用的证据基础上确定可量化的和可实现的目标
8	从患者的文化背景和可利用的资源出发制订个体化的治疗计划
9	将每个目标的责任分配给患者治疗小组的成员
10	监督每一个目标的进展
11	随着患者情况的变化，修改目标

第 14 章

心理社会干预

当你试图评估并解决一个儿童或者一个青少年的心理和行为健康问题时，你通常会指导照料者使用他们自己可以提供的资源或干预措施。毕竟，大多数患者的护理是在家里进行的，在家里孩子们受到接纳、喂养、清洁、教育和培养。有积极性的照料者可以使用他们从你这里或你推荐的讲义、书籍、网站或视频中学到的有证据支持的有效的护理策略。如第 2 章所述，这样的阅读疗法在某些情况下显现出了临床效果。儿科初级保健医生在提供心理社会干预的建议方面特别有技巧，因为他们的专业角色的关键部分是提供育儿建议和预期指导。

这一章包含了我们经常为照料者所提供的心理社会干预策略和建议中的部分重点。它们的来源不同，包括来自不同临床研究的经验、一般的专业共识和个人经验（Chorpita 和 Daleiden，2009；Hilt，2014；Jellinek 等，2002）。这不是一份详尽的心理社会干预策略清单，而是一些我们认为你会觉得有用的方法。这些方法可能要么能够使照料者自己解决一个轻微的问题，要么能够为专业的护理服务提供一些补充。

暂停

"暂停"是一种策略，照料者通过选择性地将孩子的注意力从他想要把注意力集中的地方、行为或者其他禁忌行为上暂时转移开来矫正未成年人的行为。这一策略只适用于那种经常受到照料者的积极赞扬和关注的孩子，因为对这种孩子，用这种方法会让他们有动力去保持照料者对其的积极态度。通过暂停暂时转移孩子注意力的方法在任何地点都可以使用，而不是只能限于一个"暂停区域"内。

通常认为，对各年龄段的患者，暂停的时间长度应该控制在 1 分钟左右，但是具体使用时，仍然需要在发育水平的基础上进行调整。例如，对发育迟缓的儿童，暂停时间应该更短。

虽然暂停在理论上可能很简单，但在实践过程中，执行起来还是有不少困难的。下面是一些关于家长实行暂停策略的建议。

- 为了避免混乱，需要设定一致的限制。
- 要致力于首先改变优先级最高的错误行为，而不是试图一次性改变所有错误。
- 在宣布暂停时间后，要进一步表明拒绝口头约定，直到暂停结束。
- 确保在出现错误行为后立即出现暂停，不能出现延迟。
- 紧接着使用警示性的提示（例如，"我要数到 3"）。
- 用平静、安静的限制来减少错误行为的恶化。
- 当暂停结束时（不能由孩子来决定）宣布结束。使用和设置计时器可能会有帮助。
- 当暂停完成时，简单地说"恢复正常"或者祝贺孩子重新获得控制自己的自由。然后寻找孩子身上下一个值得表扬的积极行为。
- 对于暂停策略来说，相对于消极的注意力，要给予孩子更多积极的注意力。

特殊时间

特殊时间是照料者和年幼的孩子彼此做伴、重新培养共同乐趣的一段时间。有时候，这种重新建立的照料者与孩子间的积极关系将能够解决一个长期的行为问题。特殊时间也可以称为"儿童导向游戏"，因为它强调家长需要在孩子的引导下花费一定的时间去注意孩子的行为。以下是一些关于如何成功使用特殊时间策略的给家长的建议。

- 承诺定期留出时间和孩子一起尝试这种方法。最好每天，如果不行，每周 2~3 次也能起到一定的效果。
- 在一天内选择一些时间并进行标记，比如"我们的游戏时间"或者"我们的特殊时间"。
- 选择一段足够短的时间以确保每天都能进行特殊时间活动，这段时间通常是 15~30 分钟。
- 一旦计划好这个一对一的时间，无论情况有多好或多坏，都要确保特殊时间活动能按计划展开。
- 允许孩子选择一起进行的活动，这些活动不能是你非常不喜欢的事情，也不能是和花钱相关的事情或者就是完成家务。
- 在活动的过程中要让孩子引导着进行，控制住你想建议孩子做什么的冲动。
- 要准时结束活动，计时器可以帮助及时结束活动。还要提醒孩子下次开展特殊时间活动的时间。
- 如果孩子一开始拒绝的话，对孩子进行解释并说明你会和他一起完成这个特殊时间的活动。
- 作为一个照料者，如果你对自己也使用特殊时间或培养时间，那么在这个活动中，你会获得更大的成功。

功能分析（对于行为的）

功能分析是解决目前经常出现的问题行为的一种常用策略。功能分析通常被认为是对有发育障碍或语言障碍的儿童的治疗方法，但它的原理适用于任何儿童。首先确认一种行为会不断重复的客观原因，然后有策略地设计出一个计划，以防止将来问题行为的重复出现。

例如，设想一个小孩在去商店的途中会发脾气。当一个医疗保健从业者帮助分析这种行为的功能时，孩子的照料者意识到他一直在用给孩子糖果的方式以阻止孩子发脾气，这对孩子来说是刺激这种行为并鼓励该行为再次发生。如果照料者选择停止提供这些无意的奖励，那么发脾气的行为将在理论上得以减少，尽管通常孩子们在接受新规则的时候，他们的行为有可能会暂时增加（一种消退性爆发）。另外，照料者可以把注意力集中在如何避免让孩子接触会诱导他们发生这种行为的环境，比如不再把孩子带到商店的卖糖果的通道里。下面是一些执行功能分析的技巧（Hanley 等，2003；Hilt，2014）。

1. 识别行为
   - 确定行为的特征、发生时机（尤其是行为前后发生了什么）、发生频率和行为的持续时间。

2. 分析和假设行为的功能
   - 实现一个目标。这可能包括逃离一个患者厌恶的情境，避免一种转变，获得关注，或者获得想要的东西。
   - 传达信息。适应不良的行为可能传达了身体或情绪上不适的信息。
   - 如果行为没有明确的功能，那么更有可能是其他原因，例如躯体或精神疾病、药物副作用、睡眠不足。

3. 做出改变，通常在环境中改变一些事情
   - 去除未来可能强化不良行为的因素（获得关注或其他因素）。
   - 避免已知的可以触发行为的诱发因素。
   - 根据发育阶段和语言能力修改任务要求。
   - 用关注和表扬促进积极的行为。
   - 加强交流（例如，帮助语言障碍儿童使用图片进行交流）。
   - 理清任何不明确的期望——制订或遵循每天的时间计划表；使孩子做好进行改变的准备。
   - 当孩子不知所措的时候，允许孩子逃离（干预应限制在一

个平静、安静的地方）。

4. 分析干预是否奏效，如果不奏效，则重复这个过程
- 评估行为的时机、特征、频率和持续时间方面有无改进。

行为激活

行为激活是一种帮助未成年人与他人重新建立接触的方法。当一个未成年人感到悲伤或担忧时，他不太可能参与他通常喜欢的活动，而从他能感到愉快的活动中退出会加深他的孤立感，使他的情绪更加低落。因此，尽管研究的领域不同，但大多数认知行为治疗对于抑郁和焦虑都会提倡行为激活。毕竟，在阴暗的房间里独自度过所有的时间并不能帮助患者从抑郁和焦虑中恢复。

在行为激活的过程中，患者本人必须要强迫自己比以前更经常地去做一些能使他觉得愉快或者是为他的目标服务的事情。如果他能完成这种行为激活，症状通常会得到改善。这个过程中遇到的挑战是在感到沮丧或焦虑时要创造必要的动机。下面是一些关于行为激活的技巧。

- 确定在活动中，你自己（而不是别人）能够找到动机或价值。要努力找出多种选择，因为重复做同样的事情会变得很无聊。
- 将列表中的事务细化到可以被具体度量的目标，而不是你无法确定它们是否已经完成的相对模糊的目标。
- 对活动的难度进行排序，从那些比较容易完成的活动开始。
- 从以难度排序的列表中首先选择一些容易完成的事情，然后逐步增加难度。
- 让别人知道你的计划来提高你参与活动的积极性，争取得到他们的帮助，进一步激励你。

欺凌：处理一个常见的问题

多年来，人们已经认识到欺凌对受害者和行凶者都是有害的。如果你注意到一个孩子的情绪、行为、睡眠、躯体症状发生了相对突然的变化，或者社会功能、学业表现突然发生变化，那么你应该考虑他被欺凌的可能性。

如果发现孩子被欺凌，成年人通常不知道如何去应对。下面是一些如何应对欺凌的技巧（Buxton 等，2013；Hilt，2014）。

1. 指导
   - 照料者可以问孩子："我知道小孩子有时有可能会被欺凌或被欺负，你见过这种情况吗？这种事有没有发生在你身上？"
   - 如果孩子说"没有"，但你仍然怀疑存在被欺凌的可能性，某些照料者的做法是向老师询问是否有欺凌的情况，或者调查孩子的社交媒体账户。

2. 教育
   - 让孩子知道欺凌是不可接受的，如果他们遭遇欺凌，你会帮助他们应对。

3. 计划
   - 指导孩子避免去欺凌事件常会发生的地方。
   - 教孩子在欺凌事件发生的第一时间走开，并告诉一个值得信赖的成年人，让这个成年人可以快速介入。
   - 指导孩子待在成年人身边——大多数欺凌事件发生在没有成年人陪伴的时候。
   - 如果一个孩子觉得他有能力面对欺凌者，教他用一种平静、清晰的语调对欺凌者说："恃强凌弱是不对的。"用这种方式制止欺凌的行为。
   - 注意，如果一个孩子很喜欢用幽默来应对困境，他可能会用幽默去应对欺凌事件。

- 鼓励孩子遭受欺凌时向同龄伙伴寻求支持和建议。
- 确保照料者将问题传达给孩子的学校和其他家庭，各方一起共同设计解决方案。

4. 支持

- 告诉照料者鼓励孩子参与社会活动，建立同伴间的关系网，提高社交技能，并在此过程中获得信心。

睡眠卫生

对任何人来说，做到注意睡眠卫生都是一个好建议，尤其是对未成年人来说。失眠是儿童和青少年的一个常见问题。大多数睡眠问题可以通过改变影响睡眠的习惯来解决，医生称之为良好的睡眠卫生。下面是一份关于家长如何改善孩子的睡眠卫生的建议清单（Hilt，2014；Mindell 和 Owens，2009）。

- 每天都保持一样的就寝时间和起床时间。
- 维持日常的睡前习惯（例如读书、刷牙）。
- 避免在床上做和睡眠没关系的事情（即明确"床是用来睡觉的"）。
- 确保卧室凉爽、安静。
- 避免孩子在睡前或醒来的时候进行刺激性较强的活动（例如看电视、玩电子游戏、给朋友发短信或锻炼）。
- 不要把电子游戏机、电视、电脑和手机放在孩子的卧室里。
- 确保孩子在每天早上进行体育锻炼，以帮助睡眠。
- 在下午和晚上避免摄入咖啡因，这会导致晚上睡觉时睡眠浅或频繁醒来。
- 如果在床上醒着而无法入睡，那就起床进行低刺激性的活动（例如阅读），然后在 20~30 分钟后再回来睡觉。这可以使床不再与失眠联系在一起。

- 鼓励儿童和青少年在睡觉前与照料者讨论他的任何担忧，而不是在躺下后反复想那些令他担忧的事情。
- 确保孩子上床睡觉时即使昏昏欲睡，也仍然是醒着的。在其他地方入睡会形成很难打破的习惯。
- 当孩子的照料者不在的时候，在他睡觉时使用安全性物件，因为一个年幼的孩子需要一个过渡期，他需要有安全感和安心感。
- 在晚上查看年幼的孩子的目的只是简单地让孩子相信你是在场的，他是安全的。
- 除了非常年幼的孩子，避免孩子午睡，因为午睡经常会干扰夜间睡眠。
- 如果一个儿童或一个青少年仍然有睡眠问题，那就请他写睡眠日记来让你可以追踪他的小睡、睡眠时间和活动，以识别他的睡眠模式。

照料者的危机后规划

重大的危机事件不时地发生在未成年人身上。这种危机可能是一次大吵、一次情感创伤，或者是一个孩子威胁要伤害自己。处理任何严重的安全问题的第一步是获得必要的专业协助。然后，为未来的危机制订一个预防计划，这将很有帮助。以下是在家庭生活中，对家长如何进行危机后规划的一些建议。

1. 在家庭环境中，保持一种"低调"的氛围，保持日常惯例
2. 遵循典型的家庭规则，在适当的时候应选择干预
   - 如果一个孩子有攻击性或危险的行为，立即进行干预。
   - 如果一个孩子使用叛逆的言语，你可以忽略这些言语。
3. 在危机解决前提供适当的监督（即总有一个成年人在身边）

4. 制订一个具体的危机预防计划

  • 识别可能引发危机的因素（如一次争论）。

  • 与孩子一起计划下一次触发危机的时候要做什么（例如，在自己冷静之前把自己从事件中抽离出来，打电话给朋友，参与能分散注意力的其他活动）。

5. 鼓励你的孩子去学校上学，除非另外安排了医生的指导

6. 在下一次你与医生的约诊时到场

7. 在孩子的内科或精神科医生的指导下管理孩子的服药情况

8. 要制订一个如何花费时间的计划以度过每一个白天和晚上，这有助于避免无聊和争论

9. 如果儿童或者青少年有自我伤害的风险，确保把所有的药物和其可以用来伤害自己的东西锁起来

  • 锋利的物品，如刀（包括剃刀）。

  • 可用于尝试自杀的物品，如腰带、绳索和床单。

  • 家庭成员的所有药物，包括所有的处方药。

10. 如果发生另一场危机，可采取以下应对方式

  • 联系你的医疗服务提供者。

  • 如果你认为你孩子的行为导致他自己、你自己或另一个人处于危险中，拨打急救电话，把你的孩子送到距离最近的急诊科。

  • 考虑拨打当地的和国家的危机热线和自杀热线。

第 15 章

心理治疗干预

对任何有精神障碍的未成年人来说，最有效的治疗计划包括某种形式的心理治疗。任何治疗计划均至少包括作为保健执业医师的你与患者结成治疗联盟的信息，以及关于诊断、治疗和预后的心理教育。一些循证教科书（例如，Christophersen 和 VanScoyoc，2013；Kendall，2012；Weiss 和 Kazdin，2010）为儿童和青少年的治疗工作提供了更先进的心理治疗技术。这些心理治疗技术通常可在高级执业医师指导实习生的培训项目中习得。虽然我们向经常与儿童和青少年打交道的医生推荐这些书和心理治疗培训，不过在本章中，我们依旧介绍了不同类型的心理治疗，讨论了如何选择特定的心理治疗，并解释了如何让儿童及其照料者参与心理治疗。

出于多种原因，心理治疗是一种可针对未成年人的重要的治疗策略。这几乎是我们能提供的最安全的治疗方案，该疗法出现副作用的可能性最小。对于特殊问题，如破坏性行为或自杀，这种方法也表现出了优于精神药物干预的效果。此外，关于心理治疗的文献显示，当一个人通过自己的努力改变行为时，这种改变比外因（如药物）所致的行为改变更加持久（Alarcón 和 Frank，2011）。

但是，心理治疗通常无法立即产生效果——我们预计，针对儿童或青少年的心理治疗，一般需要 1~2 个月的时间才能显现出效果。这种延迟是对未成年人精神痛苦的严重程度进行分级的重要原因之一。如果某个儿童或青少年有中重度的精神痛苦，我们首选的治疗计划是将心理治疗和药物治疗相结合，以便迅速产生可靠的效果。对有轻度心理健康问题的未成年人，我们的治疗计划通常仅从心理治疗开始着手。当然，这些都是一般性的原则，也有许多例外。例如，即使某位患者患有严重的对立违抗障碍，我们也更倾向于从行为管理训练着手，而非精神药物治疗。相反，仅用中枢神经兴奋剂治疗严重的注意缺陷 / 多动障碍在临床上是合理的。

如果你决定推荐心理治疗，可能难以弄清楚应推荐哪种心理治疗，因为有大量（并且越来越多）有效的不同心理疗法适用于儿童。例如，美国物质滥用和心理健康服务管理局在其网站上列出了 200 多种适用于未成年人的基于循证的心理疗法。幸运的是，尽管这些疗法有着显著差异，但它们往往是基于少数几个主题产生的变体。例如，TFCBT 看起来似乎是一个令人困惑的首字母缩略词，实际上它是一种针对创伤的认知行为治疗，一种经过广泛实践的循证心理疗法。

即使你为某个儿童或青少年确定了合适的心理治疗，也很难让未成年人及其照料者参与治疗。在荟萃分析中，25%~75% 的儿童和青少年过早地终止了心理治疗（de Haan 等，2013），这一发现说明了提供心理治疗所具有的挑战性。参与心理治疗可能对患者来说是一个障碍，原因包括耻辱心理、对行为改变的矛盾心理、对心理治疗效果的怀疑、时间投入或经济的困难。你可以通过与患者及其照料者交流对心理治疗的合理期望，告知他们心理治疗的功效、延迟反应及带来的益处，从而对他们有所帮助。

还能采取哪些方法让患者及其照料者参与心理治疗呢？

- 以患者及其照料者能够完全理解的方式解释诊断结果。
- 解释心理治疗计划的基本原理（例如，告知患者及其照料者心理治疗是最安全或最有效的方法）。
- 简要描述一下推荐的心理治疗的体验。
- 询问他们是否对这种方法有顾虑，以便解决他们的问题。
- 向该家庭提供推荐的执业医师的名单。
- 跟进该家庭的情况，以便解决出现的任何问题。

最后一个后续步骤特别重要，因为如果家庭受到保险范围限制或者找不到合适的执业医师，他们往往会感到气馁。讨论转诊期间发生的事情，以便你可以根据情况修改护理计划。一般来说，若你能将患者及其照料者与能相互建立治疗联盟的治疗师匹配，则转诊最为成功（Roos 和 Werbart，2013）。

毕竟，所有精神疾病治疗的核心是你与患者确定治疗目标时所建立的健全的治疗联盟。当患者追求这些目标时，视为你与患者结盟。你和患者结成联盟，目的是通过心理手段调动患者体内的治愈力量。建立这种联盟的能力极大地影响着你的工作效率，以及你对这项工作的满意度（Summers 和 Barber，2003）。

为了帮助你，我们编写了关于不同类型心理治疗的说明。这些心理治疗通常适用于儿童和青少年，且研究已证实这些心理治疗对一系列情况是有效的（表 15-1）。

表 15-1　普遍推荐的适用于儿童和青少年的心理治疗

疗法	概述	典型适应证
认知行为治疗	教导患者如何纠正思维中因病导致的认知错误（例如，抑郁障碍患者认为"没有任何一件事情我能够顺利完成"），并指导、鼓励患者尝试不同的行为（即行为激活）。纠正认知错误和行为激活都会使人的感受发生变化。在会面间隔期间进行实践和训练是核心特征。暴露在恐惧中从而实现脱敏的方法通常适用于焦虑障碍	焦虑障碍（所有）、抑郁障碍、对立违抗障碍、进食障碍、物质使用障碍、创伤后应激障碍
针对创伤的认知行为治疗	儿童创伤治疗最常用的治疗方法。从提供治疗支持和教授有关创伤后应激障碍的知识入手。像其他有效的创伤治疗方法一样，治疗要求患者面对自己的创伤，用叙述形式脱敏，减少病理性回避，并减少创伤记忆对未来生活的控制	
辩证行为疗法	非常专业的认知行为治疗的变体；需要参加技能小组（教授如何解决问题、调节情绪、耐受痛苦和提高人际效能技能）和个体化心理辅导课程。正念和冥想训练经常用作辅助训练。这种方法对有治疗抵抗性和长期自杀倾向的患者有独特的效果。大多数支持性研究针对的是成年人	长期和明显的自杀倾向与自残

疗法	概述	典型适应证
家庭治疗	包括许多不同的风格和方法，但都聚焦于导致功能失调的家庭关系或互动模式上，并帮助家庭系统修正这种模式（而非识别一种精神障碍的诊断来治疗或认为问题在于个人）。	进食障碍、品行障碍、抑郁障碍、物质使用障碍
群体治疗	解决互动模式的问题，如采用家庭治疗时，同时为一群面临类似挑战的陌生人提供更多针对疾病的支持。同伴学习可能是唯一有效的方法。治疗师必须引导小组成员避免无意中教授不良的行为	焦虑障碍
行为管理训练	教导和鼓励父母或照料者对儿童的挑战性行为巧妙地做出回应。鼓励父母和孩子之间进行良性互动，因为必须采取行为管理措施才能继续开展工作。改变照料者的行为是关键，而非通过个体化治疗来改变孩子的行为。因此也称为家长管理训练	对立违抗障碍、品行障碍
应用行为分析	一对一的专业的强化行为管理训练，通过小的可实现的部分逐步教授社会行为规范，每一部分的内容用奖励进行巩固（例如奖励能发出任何"h"音的孩子，作为教授"hello"用法的其中一步）。由于其所需的治疗时间和持续的治疗计划，需要资源高度集中	孤独症谱系障碍
社交技能训练	采用各种班级、小组和一对一教学来教授基本行为和认知技能，加强亲社会行为，并教授针对社交问题的解决办法。由于同伴影响效应，小组教学比一对一教学更有效	对立违抗障碍、注意缺陷/多动障碍、孤独症谱系障碍
放松训练	生物反馈、深呼吸、渐进性肌肉放松和正念是用于加强身心意识和有效地平息情绪风暴的策略。必须在未处于危机状态时练习，以便培养应对危机的技能	焦虑障碍、抑郁障碍
动机访谈	关于健康行为的治疗性互动，患者需要改变行为，却非常抗拒。非对抗性和非批判性地帮助患者陈述其想要改变的原因，消除患者的矛盾心理，并让患者说明其可以采取什么行动来实现改变。大多数支持性研究针对的是成年人	物质使用障碍

第 16 章

精神药物干预

随着研究证实了精神药物的疗效，并且消除了对药物使用的偏见，给儿童和青少年开药已经变得司空见惯。例如，根据一项针对美国青少年的调查，超过 6% 的人在过去 1 个月内服用了精神药物（Jonas 等，2013）。这种相对普遍的对精神药物的使用，意味着照料者已经不仅寄希望于心理健康专家，还寄希望于初级执业医师考虑是否为患有精神疾病的儿童或青少年开药。

什么时候应该开精神药物？并非所有患有抑郁障碍、焦虑障碍或注意缺陷 / 多动障碍的儿童都需要接受药物治疗，而不论是否符合已批准或经研究支持的适应证。由于精神药物会产生副作用，你至少必须确信精神药物的潜在疗效大于潜在风险。例如，如果一个孩子患有相对轻微的抑郁障碍，使用心理治疗通常就已足够，而且这种方法不会带来副作用的风险。如果儿童或青少年的抑郁障碍更严重或持续时间更久，使用选择性 5- 羟色胺再摄取抑制剂（SSRI），并结合心理治疗，对实现迅速恢复有更好的临床意义（例如，Emslie 等，2010）。

根据经验法则，如果儿童或青少年有中重度症状，并且有可用的有循证依据的精神药物，我们通常在开始适度心理社会干预的同时给患者开药。对症状较轻的儿童或青少年，我们通常建议仅从心理治疗或环境干预开始着手。当非药物治疗策略被证实无效时，对那些症状较轻但功能持续失调的患者则可给予药物治疗。

在决定开什么处方时，我们建议遵守循证原则。虽然我们欣赏有经验的执业医师的智慧和一些病例系列报道中体现的洞察力，但这些都是小规模、尚未标准化的记录。但凡有可能，我们的处方均应以儿童和青少年对照试验所产生的证据为基础。对经常给儿童和青少年开精神药物处方的执业医师，我们建议阅读由 Cochrane 系统综述数据库发布的循证系统综述、美国儿童和青少年精神病学学会出版的《实践参数》（*Practice Parameters*），或者现有的教科书（例如，McVoy 和 Findling，2013；Preston 等，2015）。

若没有在上述资料来源中找到相关证据，我们发现关于适用于成人的精神药物的研究信息丰富，但如若我们要在儿童和青少年身上使用某种药物，则需要有所转化。儿童和青少年并非"小大人"，他们会像成人一样对"小剂量"有所反应。例如，三环类抗抑郁药在成人抑郁障碍的治疗中是有效的。但是，对照试验发现，三环类抗抑郁药在儿童抑郁障碍治疗中的效果并不比安慰剂更好，且在青少年抑郁障碍的治疗中也没有太大用处（Hazell 和 Mirzaie，2013）。因此，成人心理健康文献中的结果必须在儿童和青少年身上重现，才能可靠地应用。

然而，适当的循证护理并不意味着你的处方将仅限于美国食品药品监督管理局（Food and Drug Administration，FDA）等监管机构批准的儿童和青少年用药。在儿童使用的所有药物中，只有大约一半获得儿科批准，因此近 3/4 的医院所供药物（包括治疗躯体疾病的药物和精神药物）缺乏儿科监管部门的同龄对照批准（Murthy 等，2013）。这主要是因为获得 FDA 批准是一个漫长的过程，且代价高昂，需要一个投资方（制造商）。若无批准，严谨的研究也可支持药物的使用。在开药之前，我们应先问自己一些关键的问题。

- 诊断——该儿童是否有用药的循证医学适应证？
- 年龄——儿童的年龄将如何影响你的风险效益分析？
- 严重程度——起效速度需要多快？
- 病史——已经服用过哪些药物，效果如何？
- 偏好——患者或照料者对药物的使用是否有强硬的意见？

当患者和照料者对用药提自己的要求时，医生可能会对使用循证适应证范围之外的药物感到有压力。我们更倾向于抵制这些要求，并将精神药物处方限制在循证适应证范围内。例如，若为因学习障碍、焦虑、社会性阻碍或抑郁（而非注意缺陷/多动障碍）而导致学习成绩不佳的儿童开哌甲酯，则可能无效，并且会导致更合适的干预措施被推迟。同样，抗精神病药可能会降低非特异性攻击行为的严重程度，但不太可能解决青少年攻击行为的根本原因，且可能会带来不必要的严重副作用。

表 16-1~16-5 仅包括那些供未成年人使用的、有随机对照试验证据的精神药物。列出的 FDA 批准的年龄范围不一定反映了这些药物临床适用或有效的年龄范围。

FDA 长期批准用于未成年人的旧型抗精神病药，包括氟哌啶醇（≥3 岁，适用于极端攻击行为和抽动秽语综合征）、匹莫齐特（≥12 岁，适用于抽动秽语综合征）、氯丙嗪（≥1 岁，适用于极端攻击行为），以及硫利达嗪（≥2 岁，适用于精神分裂症）。但是，对副作用的担忧（主要包括运动障碍）限制了这些药物当前在儿童和青少年中的使用。

对副作用的精神药理学监测

当给儿童或青少年开药时，我们应负责监测已知副作用的发生和发展。以下小节中的表格摘自已出版的文献（Hilt，2012）和药品制造商的副作用说明标签（FDA，2015）。

兴奋剂

患者通常对兴奋剂（即哌甲酯、右旋苯丙胺）有良好的耐受性，但这类药通常会导致食欲减退和失眠（表 16-6）。剂量和服用时长的调整通常能缓解这些问题。跟踪生长曲线上的生长情况对识别体重增加问题有很大帮助（表 16-7）。有时，兴奋剂会导致易激惹或烦躁不安，这

表16-1 注意缺陷/多动障碍：短效循证兴奋剂

药物名称	兴奋剂类型	作用时长/h	6~10岁常规起始剂量	每片规格/mg	FDA批准的相应年龄的最大日剂量/mg	编者意见
哌甲酯	哌甲酯	4~6	5 mg，一天2次（若为3~5岁儿童则为2.5 mg，一天2次）	5、10、20	60（≥6岁）	可能比右旋苯丙胺的副作用小；对幼儿来说是更好的选择
右哌甲酯	哌甲酯	4~6	2.5 mg，一天2次（若为3~5岁儿童则为1.25 mg，一天2次）	2.5、5、10	20（≥6岁）	外消旋同分异构体，因此效力是哌甲酯的2倍
右旋苯丙胺	右旋苯丙胺	4~6	2.5 mg，一天2次（若为3~5岁儿童则为1.25 mg，一天2次）	2.5、5、7.5、10、20、30	40（≥3岁）	比哌甲酯的作用持续时间更长；副作用较多
苯丙胺盐混合物	右旋苯丙胺	4~6	2.5 mg，一天2次（若为3~5岁儿童则为1.25 mg，一天2次）	5、7.5、10、12.5、15、20、30	40（≥3岁）	比哌甲酯的作用持续时间更长；副作用较多

表 16-2　注意缺陷 / 多动障碍：长效循证兴奋剂

药物名称	兴奋剂类型	作用时长 / h	6~10 岁的常规起始剂量 / mg	常见规格	FDA 批准的相应年龄的最大日剂量 / mg	编著意见
哌甲酯 ER/SR	哌甲酯	4~8	10 qam	10 mg, 20 mg（片剂）	60（≥ 6 岁）	用蜡基质给药；作用时间可变
OROS 哌甲酯控释片	哌甲酯	10~12	18 qam	18 mg, 27 mg, 36 mg, 54 mg（胶囊）	72（≥ 6 岁）	渗透控释胶囊；不能被切开或咀嚼
哌甲酯 XR 口服混悬剂	哌甲酯	≤ 8	20 qam	5 mg/ml（口服液）	60（≥ 6 岁）	微悬浮液形成口服液
哌甲酯 XR；30% IR, 70% ER	哌甲酯	约 8	10 qam	10 mg, 20 mg, 30 mg, 40 mg, 50 mg, 60 mg（胶囊）	60（≥ 6 岁）	可以将胶囊中的粉末撒在食物上
哌甲酯 XR；50% IR, 50% ER	哌甲酯	约 8	10 qam	10 mg, 20 mg, 30 mg, 40 mg（胶囊）	60（≥ 6 岁）	可以将胶囊中的粉末撒在食物上
右哌甲酯 XR	哌甲酯	10~12	5 qam	5 mg, 10 mg, 15 mg, 20 mg（胶囊）	30（≥ 6 岁）	胶囊中的粉末是哌甲酯的外消旋同分异构体，因此这种药物的效力是前者的 2 倍

续表

药物名称	兴奋剂类型	作用时长 / h	6~10 岁的常规起始剂量 / mg	常见规格	FDA 批准的相应年龄的最大日剂量 / mg	编著意见
哌甲酯贴片	哌甲酯	直到贴片移除后 3~5 小时	10 qam	10 mg、15 mg、20 mg、30 mg（贴片）	30（≥ 6 岁）	局部皮疹问题；从早晨开始缓慢生效；移除后一段时间内仍有效
苯丙胺盐混合物 XR	右旋苯丙胺	8~12	5 qd	5 mg、10 mg、15 mg、20 mg、25 mg、30 mg（胶囊）	30（≥ 6 岁）	一般情况下均可用；可以将胶囊中的粉末撒在食物上
利右苯丙胺	右旋苯丙胺	约 10	30 qd	20 mg、30 mg、40 mg、50 mg、60 mg、70 mg（胶囊）	70（≥ 6 岁）	右旋苯丙胺的转化率尚不明确；在胃肠道内转化为活性形式
右旋苯丙胺 ER	右旋苯丙胺	8~10	5 qam	5 mg、10 mg、15 mg（胶囊）	40（≥ 6 岁）	可以将胶囊中的粉末撒在食物上

注：ER—缓释；IR—常释；OROS—渗透控释口服给药系统；qam—每天早晨；qd—每天 1 次；SR—缓释；XR—缓释。

257

表 16-3 注意缺陷 / 多动障碍：循证非兴奋剂类药物

药物名称	半衰期 / h	药物类型	常规起始剂量	常见规格 / mg	FDA 批准的相应年龄的最大日剂量	编著意见
托莫西汀	5.0	去甲肾上腺素再摄取抑制剂	0.5 mg/kg qd；一周后 1.2 mg/（kg·d）	10、18、25、40、60、80、100（胶囊）	100 mg 或 1.4 mg/（kg·d），取较小值（≥ 6 岁）	副作用风险与 SSRI 相同（如自杀倾向）；细胞色素 P450 2D6 参与药物的代谢；大约 50 % 的人有反应
可乐定	12.5	中枢神经系统 α_2 激动剂	0.05 mg，bid	0.1、0.2、0.3、0.4（片剂）	0.4 mg	睡前给药可能有助于控制镇静效果
可乐定 XR	12.5	中枢神经系统 α_2 激动剂	0.1 mg，qd	0.1、0.2、0.3、0.4（片剂）	0.4 mg（≥ 6 岁）	相对于 IR，峰值血药浓度较低
胍法辛	16.0	中枢神经系统 α_2 激动剂	1 mg，qd	1、2、3、4（片剂）	4 mg	睡前给药可能有助于控制镇静效果
胍法辛 XR	18.0	中枢神经系统 α_2 激动剂	1 mg，qd	0.1、0.2、0.3、0.4（片剂）	7 mg（≥ 6 岁）	相对于 IR，峰值血药浓度较低

注：与兴奋剂不同，这些药物可能需要花 1 个月的时间在儿童和青少年的注意缺陷 / 多动障碍治疗中产生最大的疗效。使用兴奋剂被视为一线治疗方案。bid—每天 2 次；IR—常释；qd—每天 1 次；SSRI—选择性 5- 羟色胺再摄取抑制剂；XR—缓释。

表16-4 抑郁障碍和焦虑障碍：循证药物

药物名称	半衰期	青少年的常规起始剂量	FDA批准的最大日剂量（批准年龄）	常见规格/mg	RCT支持的临床情况	编者意见
氟西汀	4~6天	10 mg, qam	60 mg（≥7岁, OCD；≥8岁, MDD）	10、20、40（胶囊）	OCD、MDD、GAD、SAD、SOC	抑郁障碍和焦虑障碍的一线治疗方法；长半衰期因减少了因忘记服用导致的副作用
舍曲林	27小时	50 mg, qam	200 mg（≥6岁, OCD）	25、50、100（片剂）	OCD、MDD、GAD、SAD、SOC	焦虑障碍的一线治疗方法；小剂量服用（即25 mg的一半）
西酞普兰	35小时	20 mg, qam	成人40 mg（未批准儿童服用）	10、20、40（片剂）	MDD、OCD	药物相互作用极少
艾司西酞普兰	29.5小时	10 mg, qam	20 mg（≥12岁, MDD）	5、10、20（片剂）	MDD	西酞普兰的外消旋同分异构体；药物相互作用极少
氟伏沙明	16小时	25 mg, qam	300 mg（≥8岁, OCD）	25、50、100（片剂）	OCD、GAD、SOC、SAD	副作用通常比其他SSRI多，药物相互作用较多，因此不是一线方案
帕罗西汀	18小时	20 mg, qam	成人40 mg（未批准儿童服用）	10、20、30、40（片剂）	SOC	多种证据：不适用于儿童抑郁障碍

续表

药物名称	半衰期	青少年的常规起始剂量	FDA批准的最大日剂量（批准年龄）	常见规格/mg	RCT支持的临床情况	编者意见
氯米帕明	32小时	25 mg	3 mg/(kg·d)或200 mg(≥10岁, OCD)	25、50、75(胶囊)	OCD	三环类，用于抵抗性OCD；不是一线方案，其副作用比SSRI多
度洛西汀	12小时	30 mg, qd	120 mg(≥7岁, GAD)	20、30、60(胶囊)	GAD	5-羟色胺及去甲肾上腺素再摄取抑制剂；副作用比SSRI多

注：GAD—广泛性焦虑障碍；MDD—重性抑郁障碍；OCD—强迫症；SAD—分离焦虑障碍；SOC—社交恐怖症；SSRI—选择性5-羟色胺再摄取抑制剂；qam—每天早晨；qd—每天1次；RCT—随机对照试验。

表16-5 双相障碍及精神病性障碍：循证药物

药物名称	半衰期/h	青少年的常规起始剂量	FDA批准的最大日剂量（批准年龄）	常见规格/mg	RCT支持的临床情况	编者意见
利培酮	17	0.5 mg, qd	6 mg(≥13岁，精神分裂症；≥10岁，双相障碍躁狂发作；≥5岁，孤独症的易激惹症状)	0.25、0.5、1、2、3、4(片剂)	精神分裂症、双相障碍躁狂发作、孤独症、抽动秽语综合征	具在儿童中进行了广泛研究；有相对一致的快速疗效；额外风险为高催乳素血症

续表

药物名称	半衰期/h	青少年的常规起始剂量	FDA批准的最大日剂量（批准年龄）	常见规格/mg	RCT支持的临床情况	编著意见
阿立哌唑	75	2 mg, qd	30 mg（≥13岁，精神分裂症；≥10岁，双相障碍躁狂发作；≥6岁，孤独症症状的易激惹症状；≥6岁，抽动秽语综合征）	2.5、10、15、20（片剂）	精神分裂症，双相障碍躁狂症，孤独症，抽动秽语综合征	多巴胺 D_2 受体部分激动剂/拮抗剂；可能导致易致激越；比其他药品需要更长时间出现临床变化
喹硫平	7	25 mg, bid	800 mg（≥13岁，精神分裂症；≥10岁，双相障碍躁狂发作）	25、50、100、200、300、400（片剂）	精神分裂症，双相障碍躁狂发作	药丸较大，可能难以吞咽；注意抗焦虑的特性
齐拉西酮	7	10 mg, qam	成人 160 mg/d（未批准儿童服用）	20、40、60、80（胶囊）	精神分裂症，双相障碍躁狂发作	QT 间期延长的风险更大，因此有必要进行心电图监测；不是儿童患者的一线选择
奥氮平	30	25 mg, qam	20 mg（≥13岁，精神分裂症；≥13岁，双相障碍躁狂发作；≥10岁，双相障碍抑郁发作，同时服用氟西汀）	2.5、5、7.5、10、15、20（片剂）	精神分裂症，双相障碍躁狂症，双相障碍抑郁发作	在该群体中疗效快，但最大风险是体重增加和血脂变化
帕利哌酮	23	3 mg, qd	12 mg（≥12岁，精神分裂症）	1.5、3、6、9（片剂）	精神分裂症	利培酮的主要活性代谢产物；同样存在高催乳素血症的风险

注：bid—每天2次；qam—每天早晨；qd—每天1次。

些可以通过换用另一种兴奋剂来解决。剂量过高会导致认知迟钝。兴奋剂通常会引起心率轻度加快或血压轻度升高，这在临床上几乎并不显著，但是我们会在这些现象出现后通过生命体征检查来筛选异常的反应。抽动障碍不再被视为兴奋剂使用的禁忌证，因为抽动在兴奋剂使用过程中可能只是暂时增加或减少（Pringsheim 和 Steeves，2011）。

表 16-6　兴奋剂的副作用

分类	副作用
常见反应	食欲减退、恶心、体重减轻、失眠、头痛、腹痛、口干
不常见反应	易激惹、烦躁不安、认知迟钝、强迫观念、焦虑、抽动、头晕、血压升高、心率加快
罕见反应	癫痫、幻觉、躁狂发作、成人身高潜力丧失

表 16-7　兴奋剂副作用的监测建议

记录基线并定期（至少每 6 个月一次）随访身高和体重生长曲线
测量基线和用药后的血压和脉率
监测换药后的体征
重复使用注意缺陷 / 多动障碍症状评估量表进行评估，直到症状缓解

选择性 5- 羟色胺再摄取抑制剂

SSRI 的常见副作用包括食欲变化，导致体重增加或减轻，以及睡眠变化（包括梦变得更加逼真）（表 16-8）。性欲减退也较普遍，尽管这个问题对青少年来说不像对成年人那么显著。因为血小板将 5- 羟色胺视作聚集信号，所以患者在应用此类药物后容易出现瘀伤。过高剂量的 SSRI 或含有 5- 羟色胺的复方制剂可能导致 5- 羟色胺综合征，包括激越、共济失调、腹泻、反射亢进、精神状态变化、震颤和高热。躁狂症状很少作为 SSRI 的副作用出现，这种情况并不能表明儿童之后将患上双相障碍。SSRI 的常见风险包括易激惹或激越，如果再加上严重的焦虑或抑郁，这可能是未成年人使用 SSRI 后自残想法在治疗早期多出 2 倍的原因（相比使用安慰剂者）。开具 SSRI 处方时，开药人需要与患者和照料者讨论自杀倾向警告，以及进行早期治疗监测的必要性。SSRI 的安全使用要求包括在大约 2 周内检查患者的副作用，以及在给药后 4~6 周内检查情绪或易激惹症状是否恶化（表 16-9）（Bridge 等，2007）。

表 16-8　选择性 5- 羟色胺再摄取抑制剂的副作用

分类	副作用
常见反应	失眠、镇静、食欲增加、食欲减退、恶心、口干、头痛、性功能失调
不常见反应	激越、焦躁不安、冲动、易激惹、糊涂、头晕、震颤、便秘、腹泻
重要的罕见反应	自杀想法、5- 羟色胺综合征、易出血、低钠血症、躁狂发作、QT 间期延长

表 16-9　　选择性 5- 羟色胺再摄取抑制剂副作用的监测建议

对身高和体重记录基线且定期随访（至少每 6 个月一次）
在用药后 2 周和 4~6 周时，询问易激惹或激越症状是否增加
在用药后 2 周和 4~6 周时，询问自杀想法是否增多或恶化
询问用药后是否至少有过一次出血或瘀伤
重复使用针对特定障碍的评估量表进行评估，直到症状缓解。给定剂量下需要 4~6 周才能显现疗效

新型抗精神病药

针对儿童和青少年的抗精神病药通常由心理健康专家开处方，而初级护理执业医师通常在再配方或用药监测方面发挥作用。这些药物可能会给患者带来相当严重的副作用（表 16-10）。最常见的问题有体重增加，在一些试验中，患者在仅仅 3 个月的用药期间平均增重超过

10磅（约4.5 kg）（Correll等，2009）。儿童出现增重问题似乎比成人更常见，例如，已经发现阿立哌唑和利培酮导致儿童体重增加的程度相当，这一发现与针对成年人的研究结果相矛盾（Correll等，2009）。尤其是在初次用药时，未成年患者可能出现肌肉僵硬或肌张力障碍，执业医师可以提醒其家人将苯海拉明作为解毒剂。镇静是常见问题，但可以通过在睡前服药来控制。代谢综合征（血糖、胆固醇和甘油三酯水平升高）可能会出现，需要定期进行血液检测。患者还可能会出现静坐不能（坐立不安）或激越，而其家长并未意识到这可能是副作用。相反的情况也可能发生：药物引起的帕金森综合征导致运动减少。最令人担忧但罕见的反应之一是神经阻滞剂恶性综合征，这是一种严重的以发热、系统性过敏反应等为主要表现的副作用，通常会在用药后的最初几个月出现（Neuhut等，2009）。还必须提醒患者的家庭成员注意与剂量相关的迟发性运动障碍的累积发病风险，这是一种由抗精神病药引起的潜在永久性的重复性不自主运动障碍。尽管该情况较罕见，但仍应将其作为应用这些药物的风险效益分析的一部分。对迟发性运动障碍的监测（表16-11）通常包括使用异常不自主运动量表（Abnormal Involuntary Movement Scale，AIMS），对任何新发的异常不自主运动进行每半年一次的检查（McClellan和Stock，2013）。

表16-10　新型抗精神病药的副作用

分类	副作用
常见反应	体重增加、肌强直、帕金森综合征、便秘、口干、头晕、嗜睡、疲劳
不常见反应	震颤、恶心或腹痛、静坐不能（坐立不安）、头痛、激越、姿势性晕厥、血糖水平升高、胆固醇和甘油三酯水平升高
重要的罕见反应	迟发性运动障碍、神经阻滞剂恶性综合征、血细胞计数减少、肝酶水平升高、QT间期延长、心动过速

表 16-11　新型抗精神病药副作用的监测建议

记录基线并定期随访（至少每 6 个月一次），以绘制身高和体重生长曲线
测量基线和用药后的血压和脉率
每 6 个月监测一次空腹血糖、甘油三酯和胆固醇水平
用药后，获得完全分类血细胞计数
告知患者的家人有关神经阻滞剂恶性综合征和迟发性运动障碍的家庭监测内容
每 6 个月使用一次异常不自主运动量表（AIMS）
调整用药直至症状缓解
每 6 个月重复一次风险效益分析，以便在适当的时候停止用药

记录药物副作用

　　如果儿童或青少年在治疗精神障碍期间出现药物副作用，DSM-5 针对如何在医疗记录中记录这些信息提供了指导（美国精神医学学会，2013）。

　　我们将表 16-12 作为简略的列表，便于你记录运动障碍或其他副作用，这些副作用是临床关注的焦点，或者可能会影响患者精神障碍的诊断、病程、治疗或预后。如果下表所列状况是本次就诊的原因，或者有助于解释检查、医疗程序或治疗的必要性，则可对其进行编码。对于本列表中的状况和问题，若其可能影响患者的护理，不管与本次就诊的相关性如何，也可作为有用的信息纳入医疗记录中。

表 16-12　药物副作用 ICD-10-CM 编码

ICD-10-CM 编码	障碍、状况或问题
G21.11	抗精神病药诱发的帕金森综合征
G21.19	其他药物诱发的帕金森综合征
G21.0	神经阻滞剂恶性综合征
G24.02	药物诱发的急性肌张力障碍
G25.71	药物诱发的急性静坐不能

续表

ICD-10-CM 编码	障碍、状况或问题
G24.01	迟发性运动障碍
G24.09	迟发性肌张力障碍
G25.71	迟发性静坐不能
G25.1	药物诱发的姿势性震颤
G25.79	其他药物诱发的运动障碍
T43.205A	抗抑郁药停药综合征：初诊
T43.205D	抗抑郁药停药综合征：复诊
T43.205S	抗抑郁药停药综合征：后遗症
T50.905A	其他药物副作用：初诊
T50.905D	其他药物副作用：复诊
T50.905S	其他药物副作用：后遗症

第 17 章

实践、教育和研究的理念

每一天，我们都能听说有某个儿童或某个青少年需要心理治疗，却无法确保她能得到她所需要的治疗。每一天，我们都会遇到某个在成长过程中其精神上的痛苦和疾病没有得到识别和解决的成年人。我们知道，儿童和青少年精神卫生服务的需求远远没有得到满足。我们大胆猜测，这本书的任何读者都知道存在这些需求。

作为学术型精神科医生，我们感谢我们有机会为患者提供医疗护理服务并教导学生和受培训者，使他们有一天会接替我们成为医生，并且对相关领域进行研究，影响其他执业医师的临床实践。然而，我们不可能有机会接触目前临床护理、教学和研究的每一个领域。

我们甚至不能接受那些我们简单地想到的理念。像许多学者一样，我们列出了我们想表达的一些理念，但我们也意识本书中只涉及其中不到一半的理念。为了能够完成这本书，我们提供了关于实践、教育和研究的30个理念的不完整列表。我们提供这一不完整的列表不仅仅是为了提醒我们自己，照顾有精神痛苦的儿童和青少年的工作是不完善的，同时也是对读者的一种邀请，请读者加入我们来改善未成年精神疾病患者的生活——选择一个理念，阅读有关该理念的可用文献，寻找学术或社区合作伙伴来帮助你，然后开始。

实践

（1）识别并减少童年期不良经历。

（2）在没有精神病性障碍的儿童和青少年中，尽量减少抗精神病药的使用，特别是减少多种抗精神病药合用的情况。

（3）制定出成果导向和改进质量的措施，这些措施要与患者和照料者的目标相一致，而不是基于第三方支付机构和监管机构的目标。

（4）在儿科精神病院减少隔离措施和限制措施。

（5）提高长期寄养儿童的领养率。

（6）使用社交媒体等网络提供某种形式的心理健康服务。

（7）在社区环境中，增加使用 DSM-5 特定障碍的诊断，而不是只做未特定和其他特定的诊断。

（8）减少公众和专业人士对精神疾病和心理健康保健的耻辱感。

（9）提高针对儿童和青少年精神疾病的循证行为和心理治疗的可及性。

（10）通过解决获得治疗的障碍，提高心理健康服务的转诊成功率。

教育

（1）开发基于社区的、非专业背景下的心理健康传递系统。

（2）课程创新，为非专科医生提供更有效的关于心理健康诊断和治疗的知识。

（3）考虑到未成年人不同的种族、语言、信仰和性取向，教授有文化差异的护理策略。

（4）制定策略来确保所有儿童都能接受高质量的儿童早期教育。

（5）教导个体照料者如何维持和增强儿童的心理弹性。

（6）将心理健康训练纳入针对教练、教师和其他护理行业人员的培训。

（7）提高对童年期不良经历所造成的影响的认识，降低童年期不良经历的发生率。

（8）告知家长和照料者关于培养孩子在家庭和学校里可预测的习

惯对其成长带来的好处。

（9）帮助教育者理解和实施有效的策略来预防和减少欺凌事件。

（10）使用公共卫生策略，以促进有效的育儿方式的实施和应用。

研究

（1）提高破坏性心境失调障碍诊断的可靠性，并探索针对儿童和青少年的最佳治疗方法。

（2）研究大麻及大麻与所引起的青少年精神状态变化之间的联系。

（3）评估新型抗精神病药引发的儿童迟发性运动障碍的患病率。

（4）对儿童心理健康干预措施进行比较研究——例如，探究最有效的治疗儿童双相障碍的方法是什么。

（5）研究儿童使用所有精神药物的长期结果（包括意外的影响）。

（6）检验过去 10 年在儿童人群中使用抗抑郁药的有效性。

（7）研究 α_2 受体激动剂和选择性 5- 羟色胺再摄取抑制剂治疗儿童创伤后应激障碍症状的有效性。

（8）研究通过计算机网络（即通过视频游戏、短信和社交媒体形式），对儿童心理健康症状进行心理社会干预的潜在优势。

（9）研究心理治疗干预方法（如辩证行为疗法），特别是这类方法在高危青少年中降低自杀风险的能力。

（10）研究孤独症谱系障碍的心理社会和行为干预措施，这些措施可能比全天的应用行为分析疗法更实用。

综合保健

最后，越来越多的人认识到，对心理和身体健康服务进行整合将会改善未成年人的护理体验，改善治疗结果，同时（有可能）降低保健的总成本。尽管上述的最后一点还没有定论，但事实上人们已经接受了这个理念：更好地整合医疗服务可以让家庭更容易获得服务，而且这种医疗服务的整合又可以提高治疗效果。目前尚未确定的是这种在儿童心理健康方面的医疗保健的整合的具体设计或方法。在接下来的 10 年里，我们期待见证并参与综合保健系统的重大改进。

当你看到儿童和青少年来寻求服务的时候，注意你所看到的保健系统是否可以转变为一个有效的针对儿童和青少年的综合保健系统。美国儿童和青少年精神病学学会描述了他们认为综合保健系统应该包括的内容，以便为医疗服务人员和家庭提供良好的功效。综合保健系统所需要素的摘要见表 17-1。

表 17-1　为未成年人提供的有效的综合心理健康保健系统的要素

1	用于筛查行为健康问题的早期检测方法
2	分诊或转诊到适当的行为健康治疗中心
3	儿童和青少年的精神病学咨询服务，包括：按需地、间接地从精神病学咨询到初级保健求诊；儿童和青少年精神病学家与患者和（或）家属进行面对面的及时访谈
4	促进心理健康服务传递的护理协调，加强与卫生保健团队、父母、家庭和儿童服务机构的合作
5	为儿童和青少年提供儿童精神病专科治疗服务，治疗中重度的精神障碍
6	在个人护理和传递系统层面都要有监测结果的相应机制

注：经美国儿童和青少年精神病学学会 ⓒ2015 许可转载。

参考文献

Achenbach TM: Manual for the Child Behavior Checklist/4–18 and 1991 Profile. Burlington, Department of Psychiatry, University of Vermont, 1991

Achenbach TM: Manual for the Child Behavior Checklist/2–3 and 1992 Profile. Burlington, Department of Psychiatry, University of Vermont, 1992

Alarcón RD, Frank JB: The Psychotherapy of Hope: The Legacy of Persuasion and Healing. Baltimore, MD, Johns Hopkins University Press, 2011

American Academy of Child and Adolescent Psychiatry: Best Principles for Integration of Child Psychiatry Into the Pediatric Health Home, June 2012. Available at: https://www.aacap.org/ App_Themes/AACAP/ docs/clinical_practice_center/ systems_of_care/best_principles_ for_integration_of_child_ psychiatry_into_the_pediatric_health_ home_2012.pdf. Accessed August 31, 2015.

American Academy of Child and Adolescent Psychiatry (AACAP): Facts for Families document Web site. 2015. Available at: http://www.aacap. org/AACAP/Families_and_Youth/ Facts_for_Families/Facts_for_ Families_Keyword.aspx. Accessed August 31, 2015.

American Psychiatric Association: Diagnostic and Statistical Manual of Mental Disorders, 3rd Edition. Washington, DC, American Psychiatric Association, 1980

American Psychiatric Association: Diagnostic and Statistical Manual of Mental Disorders, 4th Edition. Washington, DC, American Psychiatric

Association, 1994

American Psychiatric Association: Diagnostic and Statistical Manual of Mental Disorders, 4th Edition, Text Revision. Washington, DC, American Psychiatric Association, 2000

American Psychiatric Association: Diagnostic and Statistical Manual of Mental Disorders, 5th Edition. Arlington, VA, American Psychiatric Association, 2013

American Psychiatric Association: Understanding Mental Disorders: Your Guide to DSM-5. Arlington, VA, American Psychiatric Association, 2015

Bäärnhielm S, Scarpinati Rosso M: The cultural formulation: a model to combine nosology and patients' life context in psychiatric diagnostic practice. Transcult Psychiatry 46(3):406–428, 2009 19837779

Beloglovsky M, Daly L: Early Learning Theories Made Visible. St. Paul, MN, Redleaf Press, 2015

Berganza CE, Mezzich JE, Jorge MR: Latin American Guide for Psychiatric Diagnosis (GLDP). Psychopathology 35(2–3):185–190, 2002 12145508

Birmaher B, Brent D, Bernet W, et al: Practice parameter for the assessment and treatment of children and adolescents with depressive disorders. J Am Acad Child Adolesc Psychiatry 46(11):1503–1526, 2007 18049300

Birmaher B, Gill MK, Axelson DA, et al: Longitudinal trajectories and associated baseline predictors in youths with bipolar spectrum disorders. Am J Psychiatry 171(9):990–999, 2014 24874203

Bridge JA, Iyengar S, Salary CB, et al: Clinical response and risk for reported suicidal ideation and suicide attempts in pediatric antidepressant treatment: a meta-analysis of randomized controlled trials. JAMA 297(15):1683–1696, 2007 17440145

Buu A, Dipiazza C, Wang J, et al: Parent, family, and neighborhood effects on the development of child substance use and other psychopathology from preschool to the start of adulthood. J Stud Alcohol Drugs 70(4):489–498, 2009 19515288

Buxton D, Potter MP, Bostic JQ: Coping strategies for child bully-victims. Pediatr Ann 42(4):57–61, 2013 23556519

Cepeda C: Clinical Manual for the Psychiatric Interview of Children and Adolescents. Arlington, VA, American Psychiatric Association, 2010

Chen YF: Chinese Classification of Mental Disorders (CCMD-3): towards integration in international classification. Psychopathology 35(2–3):171–175, 2002 12145505

Chorpita BF, Daleiden EL: Mapping evidence-based treatments for children and adolescents: application of the distillation and matching model to 615 treatments from 322 randomized trials. J Consult Clin Psychol 77(3):566–579, 2009 19485596

Christophersen ER, VanScoyoc SW: Treatments That Work With Children: Empirically Supported Strategies for Managing Childhood Problems, 2nd Edition. Washington, DC, American Psychological Association, 2013

Cohen H: The nature, methods and purpose of diagnosis. Lancet 24(6227):23–25, 1943

Correll CU, Manu P, Olshanskiy V, et al: Cardiometabolic risk of second-generation antipsychotic medications during first-time use in children and adolescents. JAMA 302(16):1765–1773, 2009 19861668

Davanzo R, Copertino M, De Cunto A, et al: Antidepressant drugs and breastfeeding: a review of the literature. Breastfeed Med 6(2):89–98, 2011 20958101

de Haan AM, Boon AE, de Jong JT, et al: A meta-analytic review on treatment dropout in child and adolescent outpatient mental health care.

Clin Psychol Rev 33(5):698–711, 2013 23742782

Digman JM: Personality structure: emergence of the five-factor model. Annu Rev Psychol 41:417–440, 1990

Dvir Y, Ford JD, Hill M, Frazier JA: Childhood maltreatment, emotional dysregulation, and psychiatric comorbidities. Harv Rev Psychiatry 22(3):149–161, 2014 24704784

Eaton DK, Kann L, Kinchen S, et al; Centers for Disease Control and Prevention (CDC): Youth risk behavior surveillance—United States, 2007. MMWR Surveill Summ 57(4):1–131, 2008 18528314

Egger HL, Emde RN: Developmentally sensitive diagnostic criteria for mental health disorders in early childhood: the Diagnostic and Statistical Manual of Mental Disorders-Ⅳ, the Research Diagnostic Criteria-Preschool Age, and the Diagnostic Classification of Mental Health and Developmental Disorders of Infancy and Early Childhood-Revised. Am Psychol 66(2):95–106, 2011 21142337

Emanuel EJ, Emanuel LL: Four models of the physician-patient relationship. JAMA 267(16):2221–2226, 1992 1556799

Emslie GJ, Mayes T, Porta G, et al: Treatment of Resistant Depression in Adolescents (TORDIA): week 24 outcomes. Am J Psychiatry 167(7):782–791, 2010 20478877

Estroff SE, Henderson GE: Social and cultural contributions to health, difference, and inequality, in The Social Medicine Reader, 2nd Edition, Vol 2. Edited by Henderson G, Estroff, SE. Durham, NC, Duke University Press, 2005, pp 4–26

Fairburn CG, Bohn K: Eating disorder NOS (EDNOS): an example of the troublesome "not otherwise specified" (NOS) category in DSM-Ⅳ. Behav Res Ther 43(6):691–701, 2005 15890163

Feinstein AR: Clinical Judgment. Baltimore, MD, Williams & Wilkins,

1967

First MB: DSM-5 Handbook of Differential Diagnosis. Washington, DC, American Psychiatric Publishing, 2014

Folstein MF, Folstein SE, McHugh PR: "Mini-mental state": a practical method for grading the cognitive state of patients for the clinician. J Psychiatr Res 12(3):189–198, 1975 1202204

Ford CA, Millstein SG, Halpern-Felsher BL, Irwin CE Jr: Influence of physician confidentiality assurances on adolescents' willingness to disclose information and seek future health care: a randomized controlled trial. JAMA 278(12):1029–1034, 1997 9307357

Gerber RJ, Wilks T, Erdie-Lalena C: Developmental milestones: motor development. Pediatr Rev 31(7):267–276, quiz 277, 2010a 20595440

Gerber RJ, Wilks T, Erdie-Lalena C: Developmental milestones: cognitive development. Pediatr Rev 31(9):364–367, 2010b 20810700

Gerber RJ, Wilks T, Erdie-Lalena C: Developmental milestones 3: social-emotional development. Pediatr Rev 32(12):533–536, 2011 22135423

Gold MA, Seningen AE: Interviewing adolescents, in American Academy of Pediatrics Textbook of Pediatric Care. Edited by McInerny TK. Washington, DC, American Academy of Pediatrics, 2009, pp 1331–1337

Hanington L, Ramchandani P, Stein A: Parental depression and child temperament: assessing child to parent effects in a longitudinal population study. Infant Behav Dev 33(1):88–95, 2010 20056283

Hanley GP, Iwata BA, McCord BE: Functional analysis of problem behavior: a review. J Appl Behav Anal 36(2):147–185, 2003 12858983

Hazell P, Mirzaie M: Tricyclic drugs for depression in children and adolescents. Cochrane Database Syst Rev 6:CD002317, 2013 23780719

Hilt RJ: Monitoring psychiatric medications in children. Pediatr Ann

41(4):157–163, 2012 22494208

Hilt RJ: Primary Care Principles for Child Mental Health, Version 5.0. 2014. Available at: www.palforkids.org/resources.html. Accessed August 31, 2015.

Insel T, Cuthbert B, Garvey M, et al: Research Domain Criteria (RDoC): toward a new classification framework for research on mental disorders. Am J Psychiatry 167(7):748–751, 2010 20595427

Jellinek M, Patel BP, Froehle MC (eds): Bright Futures in Practice: Mental Health, Vol. 1: Practice Guide. Arlington, VA, National Center for Education in Maternal and Child Health, 2002. Available at: www.brightfutures.org/mentalhealth. Accessed August 31, 2015.

Jonas BS, Gu Q, Albertorio-Diaz JR: Psychotropic Medication Use Among Adolescents: United States, 2005–2010 (NCHS Data Brief, No 135). Hyattsville, MD, National Center for Health Statistics, 2013

Kendall PC: Child and Adolescent Therapy: Cognitive-Behavioral Procedures, 4th Edition. New York, Guilford, 2012

Kendell R, Jablensky A: Distinguishing between the validity and utility of psychiatric diagnoses. Am J Psychiatry 160(1):4–12, 2003 12505793

Kendler KS: The dappled nature of causes of psychiatric illness: replacing the organic-functional/hardware-software dichotomy with empirically based pluralism. Mol Psychiatry 17(4):377–388, 2012 22230881

Kessler RC, Chiu WT, Demler O, et al: Prevalence, severity, and comorbidity of 12-month DSM-Ⅳ disorders in the National Comorbidity Survey Replication [published erratum appears in Arch Gen Psychiatry 62:709, 200]. Arch Gen Psychiatry 62(6):617–627, 2005 15939839

Kinghorn WA: Whose disorder?: a constructive MacIntyrean critique of psychiatric nosology. J Med Philos 36(2):187–205, 2011 21357652

Knight JR, Sherritt L, Shrier LA, et al: Validity of the CRAFFT substance abuse screening test among adolescent clinic patients. Arch Pediatr Adolesc Med 156(6):607–614, 2002 12038895

Lanza di Scalea T, Wisner KL: Antidepressant medication use during breastfeeding. Clin Obstet Gynecol 52(3):483–497, 2009 19661763

Lavigne JV, Lebailly SA, Gouze KR, et al: Treating oppositional defiant disorder in primary care: a comparison of three models. J Pediatr Psychol 33(5):449–461, 2008 17956932

Lewis SP, Heath NL: Nonsuicidal self-injury among youth. J Pediatr 166(3):526–530, 2015 25596101

Lewis-Fernández R, Aggarwal NK, Hinton L, et al: DSM-5 Handbook on the Cultural Formulation Interview. Arlington, VA, American Psychiatric Association, 2015

Lieberman J: Shrinks: The Untold Story of Psychiatry. New York, Little, Brown, 2015

Lim R: Clinical Manual of Cultural Psychiatry, 2nd Edition. Arlington, VA, American Psychiatric Association, 2015

Lizardi D, Oquendo MA, Graver R: Clinical pitfalls in the diagnosis of ataque de nervios: a case study. Transcult Psychiatry 46(3):463–486, 2009 19837782

Loy JH, Merry SN, Hetrick SE, Stasiak K: Atypical antipsychotics for disruptive behaviour disorders in children and youths. Cochrane Database Syst Rev 6:CD008559, 2012 22972123

MacIntyre AC: Dependent Rational Animals: Why Human Beings Need the Virtues. Chicago, IL, Open Court Publishing, 2012

Martínez LC: DSM-IV-TR cultural formulation of psychiatric cases: two proposals for clinicians. Transcult Psychiatry 46(3):506–523, 2009 19837784

Mash EJ, Barkley RA: Assessment of Childhood Disorders, 4th Edition. New York, Guilford, 2007

McCartney K, Philips DA: Blackwell Handbook of Early Childhood Development. Malden, MA, Blackwell, 2006

McClellan J, Stock S; American Academy of Child and Adolescent Psychiatry (AACAP) Committee on Quality Issues (CQI): Practice parameter for the assessment and treatment of children and adolescents with schizophrenia. J Am Acad Child Adolesc Psychiatry 52(9):976–990, 2013 23972700

McLaughlin MR: Speech and language delay in children. Am Fam Physician 83(10):1183–1188, 2011 21568252

McVoy M, Findling RL: Clinical Manual of Child and Adolescent Psychopharmacology, 2nd Edition. Washington, DC, American Psychiatric Publishing, 2013

Meltzer LJ, Johnson C, Crosette J, et al: Prevalence of diagnosed sleep disorders in pediatric primary care practices. Pediatrics 125(6):e1410–e1418, 2010 20457689

Merikangas KR, He JP, Burstein M, et al: Lifetime prevalence of mental disorders in U.S. adolescents: results from the National Comorbidity Survey Replication—Adolescent Supplement (NCS-A). J Am Acad Child Adolesc Psychiatry 49(10):980–989, 2010 20855043

Mindell J, Owens J: A Clinical Guide to Pediatric Sleep: Diagnosis and Management of Pediatric Sleep Problems, 2nd Edition. Philadelphia, PA, Lippincott, Williams & Wilkins, 2009

Mises R, Quemada N, Botbol M, et al: French classification for child and adolescent mental disorders. Psychopathology 35(2–3):176–180, 2002 12145506

Mohatt J, Bennett SM, Walkup JT: Treatment of separation, generalized, and social anxiety disorders in youths. Am J Psychiatry 171(7):741–748, 2014 24874020

Mooney CG: Theories of Childhood: An Introduction to Dewey, Montessori, Erikson, Piaget, and Vygotsky, 2nd Edition. St. Paul, MN, Redleaf Press, 2013

Murthy S, Mandl KD, Bourgeois F: Analysis of pediatric clinical drug trials for neuropsychiatric conditions. Pediatrics 131(6):1125–1131, 2013 23650305

Nakane Y, Nakane H: Classification systems for psychiatric diseases currently used in Japan. Psychopathology 35(2–3):191–194, 2002 12145509

Neuhut R, Lindenmayer J-P, Silva R: Neuroleptic malignant syndrome in children and adolescents on atypical antipsychotic medication: a review. J Child Adolesc Psychopharmacol 19(4):415–422, 2009 19702493

Nurcombe B: Diagnosis and treatment planning in child and adolescent mental health problems, in IACAPAP e-Textbook of Child and Adolescent Mental Health. Edited by Rey JM. Geneva, Switzerland, International Association for Child and Adolescent Psychiatry and Allied Professions, 2014, pp 1–21.

Nussbaum AM: Pocket Guide to the DSM-5 Diagnostic Exam. Washington, DC, American Psychiatric Publishing, 2013

Otero-Ojeda AA: Third Cuban Glossary of Psychiatry (GC-3): key features and contributions. Psychopathology 35(2– 3):181–184, 2002 12145507

Paschetta E, Berrisford G, Coccia F, et al: Perinatal psychiatric disorders: an overview. Am J Obstet Gynecol 210(6):501–509.e6, 2014 24113256

Pearlstein T: Use of psychotropic medication during pregnancy and the postpartum period. Women's Health (Lond Engl) 9(6):605–615, 2013 24161312

Phillips J, Frances A, Cerullo MA, et al: The six most essential questions in psychiatric diagnosis: a pluralogue part 1: conceptual and definitional issues in psychiatric diagnosis. Philos Ethics Humanit Med 7:3, 2012a 22243994

Phillips J, Frances A, Cerullo MA, et al: The six most essential questions in psychiatric diagnosis: a pluralogue part 2: issues of conservatism and pragmatism in psychiatric diagnosis. Philos Ethics Humanit Med 7:8, 2012b 22512887

Phillips J, Frances A, Cerullo MA, et al: The six most essential questions in psychiatric diagnosis: a pluralogue part 3: issues of utility and alternative approaches in psychiatric diagnosis. Philos Ethics Humanit Med 7:9, 2012c 22621419

Preston J, O'Neal JH, Talaga MC: Child and Adolescent Clinical Psychopharmacology Made Simple, 3rd Edition. Oakland, CA, New Harbinger Publications, 2015

Pringsheim T, Steeves T: Pharmacological treatment for attention deficit hyperactivity disorder (ADHD) in children with comorbid tic disorders. Cochrane Database Syst Rev (4):CD007990, 2011 21491404

Radden J, Sadler JZ: The Virtuous Psychiatrist: Character Ethics in Psychiatric Practice. New York, Oxford University Press, 2010

Reynolds CR, Kamphaus RW: BASC: Behavior Assessment System for Children: Manual. Circle Pines, MN, American Guidance Service, 1998

Romano E, Babchishin L, Marquis R, Fréchette S: Childhood maltreatment and educational outcomes. Trauma Violence Abuse 16(4):418–437, 2015 24920354

Roos J, Werbart A: Therapist and relationship factors influencing dropout from individual psychotherapy: a literature review. Psychother Res 23(4):394–418, 2013 23461273

Roy AK, Lopes V, Klein RG: Disruptive mood dysregulation disorder: a new diagnostic approach to chronic irritability in youth. Am J Psychiatry 171(9):918–924, 2014 25178749

Rushton J, Bruckman D, Kelleher K: Primary care referral of children with psychosocial problems. Arch Pediatr Adolesc Med 156(6):592–598, 2002 12038893

Safer DJ, Rajakannan T, Burcu M, Zito JM: Trends in subthreshold psychiatric diagnoses for youth in community treatment. JAMA Psychiatry 72(1):75–83, 2015 25426673

Satyanarayana VA, Lukose A, Srinivasan K: Maternal mental health in pregnancy and child behavior. Indian J Psychiatry 53(4):351–361, 2011 22303046

Scott BG, Sanders AFP, Graham RA, et al: Identity distress among youth exposed to natural disasters: associations with level of exposure, posttraumatic stress, and internalizing problems. Identity (Mahwah, N J) 14(4):255–267, 2014 25505851

Shahrokh NC, Hales RE, Phillips KA, et al: The Language of Mental Health: A Glossary of Psychiatric Terms. Washington, DC, American Psychiatric Publishing, 2011

Silber TJ: Somatization disorders: diagnosis, treatment, and prognosis. Pediatr Rev 32(2):56–63, quiz 63–64, 2011 21285301

Stubbe D: Child and Adolescent Psychiatry: A Practical Guide. Philadelphia, PA, Lippincott Williams & Wilkins, 2007

Substance Abuse and Mental Health Services Administration: Results From the 2013 National Survey on Drug Use and Health: Summary of National Findings (NSDUH Series H-48, HHS Publ No SMA 14-4863). Rockville, MD, Substance Abuse and Mental Health Services Administration, 2014

Summers RF, Barber JP: Therapeutic alliance as a measurable psychotherapy skill. Acad Psychiatry 27(3):160–165, 2003 12969839

Task Force on Research Diagnostic Criteria: Infancy Preschool: Research diagnostic criteria for infants and preschool children: the process and empirical support. J Am Acad Child Adolesc Psychiatry 42(12):1504–1512, 2003 14627886

Trivedi HK, Kershner JD: Practical Child and Adolescent Psychiatry for Pediatrics and Primary Care. Cambridge, MA, Hogrefe, 2009

U.S. Food and Drug Administration: Online label repository, 1999. Available at http://labels.fda.gov. Accessed March 1, 2015.

U.S. Public Health Service Office of the Surgeon General: Mental Health: A Report of the Surgeon General. Rockville, MD, U.S. Department of Health and Human Services, U.S. Public Health Service, 1999

van Nierop M, Janssens M; Genetic Risk Outcome of Psychosis Investigators, et al: Evidence that transition from health to psychotic disorder can be traced to semi-ubiquitous environmental effects operating against background genetic risk. PLoS One 8(11):e76690, 2013 24223116

Vernon-Feagans L, Garrett-Peters P, Willoughby M, Mills-Koonce R; The Family Life Project Key Investigators: Chaos, poverty, and parenting: predictors of early language development. Early Child Res Q 27(3):339–351, 2012 23049162

Weisz JR, Kazdin AE: Evidence-Based Psychotherapies for Children and Adolescents, 2nd Edition. New York, Guilford, 2010

World Health Organization: International Classification of Diseases, 9th Revision, Clinical Modification. Ann Arbor, MI, Commission on Professional and Hospital Activities, 1978

World Health Organization: The ICD-10 Classification of Mental and Behavioural Disorders: Clinical Descriptions and Diagnostic Guidelines. Geneva, World Health Organization, 1992

Yuma-Guerrero PJ, Lawson KA, Velasquez MM, et al: Screening, brief intervention, and referral for alcohol use in adolescents: a systematic review. Pediatrics 130(1):115–122, 2012 22665407

Zero to Three: Diagnostic Classification of Mental Health and Developmental Disorders of Infancy and Early Childhood (DC:0–3). Arlington, VA, Zero to Three/National Center for Clinical Infant Programs, 1994

Zero to Three: Diagnostic Classification of Mental Health and Developmental Disorders of Infancy and Early Childhood, Revised (DC:0–3R). Washington, DC, Zero to Three, 2005